DE

L'ARTHRITE DU GENOU

ET DE L'ÉPANCHEMENT ARTICULAIRE

CONSÉCUTIFS

AUX FRACTURES DU FÉMUR

PAR

Paul BERGER

DOCTEUR EN MÉDECINE
AIDE D'ANATOMIE A LA FACULTÉ DE MÉDECINE
INTERNE LAURÉAT DES HOPITAUX DE PARIS
(MÉDAILLE D'OR, 1871)

PARIS

G. MASSON, LIBRAIRE DE L'ACADÉMIE DE MÉDECINE

PLACE DE L'ÉCOLE-DE-MÉDECINE, 17

BERGER-LEVRAULT ET Cie, LIBRAIRES-ÉDITEURS

NANCY	STRASBOURG
RUE JEAN-LAMOUR, 11	RUE DES JUIFS, 15

1873

DE L'ARTHRITE DU GENOU

ET DE L'ÉPANCHEMENT ARTICULAIRE

CONSÉCUTIFS AUX FRACTURES DU FÉMUR

NANCY, IMPRIMERIE BERGER-LEVRAULT ET Cie

DE

L'ARTHRITE DU GENOU

ET DE L'ÉPANCHEMENT ARTICULAIRE

CONSÉCUTIFS

AUX FRACTURES DU FÉMUR

PAR

Paul BERGER

DOCTEUR EN MÉDECINE
AIDE D'ANATOMIE A LA FACULTÉ DE MÉDECINE
INTERNE LAURÉAT DES HOPITAUX DE PARIS
(MÉDAILLE D'OR, 1871)

PARIS

G. MASSON, LIBRAIRE DE L'ACADÉMIE DE MÉDECINE
PLACE DE L'ÉCOLE-DE-MÉDECINE, 17

BERGER-LEVRAULT ET Cie, LIBRAIRES-ÉDITEURS

NANCY	STRASBOURG
RUE JEAN-LAMOUR, 11	RUE DES JUIFS, 15

1873

AVANT-PROPOS.

Au moment où nous achevions ce mémoire, l'arthrite du genou consécutive aux fractures du fémur était encore peu connue; sa marche, ses suites et surtout ses causes n'avaient été l'objet de recherches que pour un très-petit nombre d'observateurs.

La publication récente de la *Clinique chirurgicale* de l'hôpital de la Charité[1] donne à ce phénomène une valeur classique qu'il ne possédait point encore. Elle nous engage à faire paraître une étude que M. le professeur Gosselin a bien voulu citer dans ses leçons.

Nous avons essayé de laisser parler les faits, en nous bornant à mettre en regard les traits les plus saillants présentés par nos observations. C'est ainsi que nous avons étudié le début, les signes, la marche, les suites de l'arthropathie du genou.

Quant à sa pathogénie, le petit nombre d'autopsies qu'il nous a été donné de pratiquer nous a réduit à en chercher l'explication dans une série d'expériences; leur résultat a confirmé les idées que nous avions puisées dans l'étude de quelques cas d'anatomie pathologique.

Depuis que ce travail est terminé, un grand nombre d'observations nouvelles se sont présentées à notre examen. Nous les avons recueillies avec soin et nous avons pu constater qu'elles venaient exactement à l'appui de nos conclusions.

Nous n'avons donc pas cru devoir les comprendre dans ce mémoire; et sauf quelques légères modifications de détail, nous

---

1. Paris, 1872. Tome I, p. 323-324.

le présentons aujourd'hui tel que nous l'avons achevé l'année dernière.

Ajoutons, enfin, un mot d'explication à propos du titre sous lequel nous désignons le sujet qui nous occupe. L'arthropathie du genou consécutive aux fractures du fémur ne se révèle pas de prime abord sous le caractère de l'arthrite, et sa véritable nature, pour être démontrée, veut être étudiée et discutée avec soin. Le phénomène constant par lequel elle signale son existence, est un épanchement articulaire.

Nous partirons donc de son étude pour passer en revue toute l'histoire de cette affection, et nous arriverons, en recherchant ses causes et les lésions qu'il laisse à sa suite, à reconnaître la place véritable qu'il faut lui assigner parmi les caractères cliniques et anatomiques de l'arthropathie du genou.

Paris, 2 janvier 1873.

DE L'ARTHRITE DU GENOU

ET DE L'ÉPANCHEMENT ARTICULAIRE

CONSÉCUTIFS AUX FRACTURES DU FÉMUR.

I

Au commencement de l'année 1870, M. le professeur Gosselin attira notre attention et celle des élèves du service sur plusieurs malades atteints de fracture de la diaphyse fémorale, et couchés dans ses salles. Il fit remarquer chez eux tous un épanchement de l'articulation du genou caractérisé par une production rapide et abondante de liquide et une persistance assez considérable, puisque, survenu en général les premiers jours après l'accident, il existait souvent encore lorsque la consolidation était complète. Une autopsie de fracture récente du fémur fournit à M. Gosselin l'occasion de détailler les signes et l'anatomie pathologique de cette affection, nouvelle alors pour nous, mais qu'à propos d'un cas semblable il avait déjà, l'année précédente (1869), décrite dans une de ses cliniques.

Afin de nous renseigner sur la fréquence et la nature de cette variété d'hydarthrose, nous avons observé avec soin tous les cas de fracture du fémur qui se sont présentés dans les salles. Nous sommes ainsi arrivé à nous convaincre de la constance de cette complication, que dès lors nous avons pu considérer comme un phénomène propre à ce genre de fracture et devant être décrit avec lui.

Nos recherches nous conduisirent à nous demander si les autres fractures, notamment celles des os longs, celle surtout de l'analogue du fémur au membre supérieur, la fracture de l'humérus, entraînaient dans les articulations contiguës un épanchement constant : il nous fut facile de constater le contraire, et nous citerons ici même une observation de fracture de l'humérus pour montrer la différence des phénomènes qui se passent dans les articulations du coude et du genou. Bientôt la guerre, puis l'insurrection, multipliant le nombre des fractures par causes directes, permirent d'appuyer cette distinction sur des autopsies, en même temps que de compléter l'histoire de l'affection du genou et de la généraliser en étendant aux fractures compliquées les notions que nous possédions déjà sur les fractures simples.

Il fallait également rechercher ce que l'on avait pu écrire sur l'arthrite du genou consécutive aux fractures de cuisse; l'on sait que les traités classiques ne se préoccupent guère que de l'épanchement de sang et de sérosité qui complique les fractures articulaires; mais nous étions loin de nous attendre au silence absolu des auteurs anciens et modernes sur une lésion si constante, si facile à constater, à suivre, et que devait faire pressentir la fréquence de la raideur articulaire après la guérison des fractures de cuisse.

Jean-Louis Petit, Boyer, Sanson, Richerand n'en font même pas mention dans les fractures les plus voisines de l'articulation et qui pourtant ne l'intéressent pas. Il en est de même d'Astley Cooper, de Pott, de Benjamin Bell. Tous ces auteurs, au contraire, ne cessent de parler de «l'appauvrissement et de la condensation de la synovie par le repos». Malgaigne, qui a noté l'épanchement dans les fractures sus-condyliennes, le réserve aux cas où «la fracture est très-rapprochée du genou» (Malgaigne, *Fractures et Luxations*, t. I, p. 730); il le décrit sans savoir au juste s'il est constitué par du sang ou de la sérosité, et surtout s'il est une conséquence de la fracture ou seulement du traitement plus ou moins mal dirigé.

Nous avons eu beau chercher dans Nélaton, dans Follin, dans les autres traités de pathologie générale et spéciale; les ouvrages les plus récents; Gurlt, le travail de Volkmann dans le *Manuel de chirurgie* de Billroth et Pitha ne contiennent rien autre chose que ce que nous avons trouvé dans Malgaigne.

Chose étrange, dans un article destiné à démontrer les causes de la raideur du genou consécutive aux fractures de cuisse, M. Teissier, de Lyon (*Gazette médicale*, 1841, p. 609-625), a cité deux autopsies vraiment remarquables où le genou était manifestement le siége de la lésion qui nous occupe et cela aux quatre-vingt-dixième et soixante-huitième jours de la fracture, qui intéressait dans un cas le col, dans l'autre la partie moyenne du fémur. Malgaigne (*l. c.*, p. 134) cite et discute ces observations et ni l'un ni l'autre ne songe à se demander si cet épanchement, ces lésions qu'ils étudient, sont la conséquence de la fracture même plutôt que du traitement!

Enfin, en 1869, nous trouvons parmi les thèses de Paris le travail d'un ancien interne de l'asile de Vincennes, où, donnant les résultats qu'a produits le traitement de 40 fractures de la cuisse, guéries dans les hôpitaux de Paris, il met l'hydarthrose au nombre des complications fréquentes puisqu'il l'a rencontrée dix-neuf fois. Mais là aussi le phénomène est peu étudié dans ses manifestations symptomatiques, et la pathogénie de M. Dethil, inspirée des idées de Malgaigne, est non-seulement insuffisante, mais contraire aux faits eux-mêmes: «Dans les cas que nous avons «observés, dit-il, il n'y a pas lieu d'invoquer les causes ordi- «naires de l'hydarthrose, ce qui nous fait penser *que c'est bien* «*le moyen contentif qui en est la cause déterminante,* car elle «*s'est toujours manifestée pendant la convalescence et après que* «*l'appareil a été enlevé*» (Dethil, Th. Paris, 1869, p. 53), et un peu plus loin: «Cet épanchement qui s'accompagne *rare-ment de douleur* est toujours une *complication* fâcheuse». On n'a qu'à jeter un coup d'œil sur nos observations pour juger combien les quelques mots qui composent ces phrases renferment d'erreurs.

L'étude de notre sujet était déjà presque achevée quand un de nos collègues, M. Alison, rapporta les faits de ce genre observés par lui à l'hôpital Sainte-Eugénie, dans le service de M. Marjolin. Nous manquions alors, pour généraliser les notions que nous avions tirées de l'examen des adolescents, des adultes et des vieillards, d'observations prises chez les enfants. Les conclusions de la thèse de M. Alison (Paris, 1871) nous ont persuadé qu'à tous les âges, comme à tous les niveaux, la fracture du fémur s'accompagnait d'épanchement dans le genou, mais que le phénomène présentait des différences essentielles dans sa marche, ses signes, ses terminaisons, suivant qu'on l'observait chez l'enfant ou chez l'adulte. Il est vrai que chez deux très-jeunes adolescents nous avons trouvé des exemples d'épanchement qui présentaient des caractères mixtes en quelque sorte. Participant de ceux trouvés chez l'enfant par M. Alison et observés par nous chez l'adulte, ils établissent une transition qui nous permet de concilier notre description et la sienne.

Nous nous réservons toutefois de discuter les faits rapportés par M. Alison et leur interprétation, de discuter surtout son étude de la pathogénie, qui nous paraît incomplète et peu fondée.

Nous n'aurions plus rien à ajouter à cet historique, malheureusement trop court, si récemment, dans un numéro de la *Gazette hebdomadaire* (1871, n° 21), il n'avait été fait mention d'une communication de M. le docteur Rouge, de Lausanne, à la Société vaudoise de médecine sur ce sujet. Ayant immédiatement demandé à M. Rouge de vouloir bien nous donner avec quelques détails le résultat de ses recherches, il nous a répondu avec la plus grande obligeance « qu'il n'avait encore rien publié « touchant l'hydarthrose dans les fractures du fémur, qu'il s'était « borné à dire en présentant des pièces à la Société, dans la « séance du 8 décembre 1870, ce qui suit : Il y a un symptôme

« sur lequel on a peu insisté jusqu'à présent et qui cependant
« constitue un signe de diagnostic fort important; c'est la pré-
« sence de l'hydarthrose du genou accompagnant ces fractures.
« Rendu attentif à ce symptôme par M. le docteur Gayet, de
« Lyon, je l'ai dès lors observé dans les fractures du fémur dans
« toutes conditions; une fois même j'ai pu constater l'hydarthrose
« un quart d'heure après l'accident. » (*Bulletin médical de la
Suisse romande*, n° 12.) « L'hydarthrose, ajoute M. Rouge, est
« si constante que sur un nombre considérable de fractures du
« fémur elle n'a pas manqué une seule fois, et je ne l'ai *jamais*
« rencontrée dans les luxations. Je ne l'ai pas constatée dans les
« autres articulations du coude, du poignet, tibio-tarsienne, dans
« les cas de fracture située au-dessus et à une certaine distance
« de ces jointures. » M. Rouge termine en disant : « L'hydar-
« throse accompagne les fractures de la diaphyse et celles du
« col, que ces dernières soient extra ou intra-capsulaires. »

On le voit, M. le docteur Rouge confirme tout ce que nous
dirons des fractures et de l'épanchement articulaire qui les suit.
Nous avons trouvé l'épanchement chez les jeunes sujets, les
adolescents, les adultes, les vieillards; dans les fractures sus-
condyliennes, des tiers inférieur, moyen, supérieur; sous-trochantériennes; du col, même extra-capsulaires : seules les
fractures intra-capsulaires, c'est en cela que nous différons
d'avis avec M. le docteur Rouge, ne nous en ont pas fourni.
Nous devons, du reste, avouer que, lorsque nous avons examiné
ces dernières, notre attention n'était pas encore assez éveillée
sur ce phénomène pour que nous osions nous fier aux résultats de notre examen. Nous l'avons trouvé dans les fractures
simples et compliquées, par cause directe ou indirecte, traumatiques, enfin spontanées, car M. le professeur Vulpian a bien
voulu mettre à notre disposition l'histoire d'un malade de son
service qui, dans un mouvement musculaire, se fractura le
fémur et eut à la suite un épanchement fort considérable du
genou. C'est, du reste, le seul cas que nous citions qui soit
pris en dehors du service de M. le professeur Gosselin.

En l'absence, en effet, de toute espèce de jalons posés par les auteurs, nous avons dû nous résigner à tracer nous-même l'histoire de l'épanchement consécutif aux fractures de cuisse et de ses causes. Pour cela nous n'avons voulu nous appuyer que sur des faits observés par nous-même et contrôlés par celui de nos maîtres qui nous a inspiré l'idée de ce travail.

II

OBSERVATIONS.

OBSERVATION I.

Fracture du fémur droit chez un jeune sujet.

Volte (Alphonse), âgé de 13 ans, né à Paris, entre le samedi soir, 19 mars 1870, dans le service de M. le professeur Gosselin, salle Sainte-Vierge, n° 12.

Le jour même, à 9 heures du soir, ayant reçu un coup de pied de cheval, qui l'avait atteint à la cuisse droite, il était tombé par terre sans connaissance; on l'avait relevé, porté dans une pharmacie et de là à l'hôpital.

On le trouve le lendemain matin dans l'état suivant :

Il existe une déformation très-marquée du membre, caractérisée par un déplacement angulaire : le fragment supérieur étant porté en dehors et en avant, le fragment inférieur directement en haut et un peu en arrière. Le chevauchement est notable et se traduit par un raccourcissement très-apparent. Les déplacements suivant l'épaisseur et suivant la circonférence, ce dernier dépendant de la rotation en dehors du membre entraîné par le pied, sont facilement constatés.

La contusion, le gonflement au niveau de la fracture, sont peu considérables.

La mobilité anormale est des plus prononcées, et cet ensemble symptomatique fait juger inutile de fatiguer le malade par la recherche de la crépitation, qui, du reste, se fait entendre à plusieurs reprises pendant la réduction de la fracture.

Les signes fonctionnels sont peu sensibles, à part l'impotence du membre. Le spasme musculaire est faible; il n'y a point de douleur spontanée, et quoique le sujet soit craintif, il ne paraît pas souffrir quand on touche ou remue son membre malade.

Le genou ne présente ni gonflement ni aucun signe de contusion; il n'est pas douloureux.

Nulle part encore on ne note d'ecchymose.

Le malade possède, du reste, un excellent tempérament, et comme lui et sa mère nous l'ont affirmé alors et depuis, il n'a aucune espèce d'antécédents scrofuleux ni même lymphatiques.

On réduit la fracture par une torsion et une extension peu énergiques: l'os se remet en place avec un gros craquement perceptible à l'oreille, de même qu'à la main, et la réduction ainsi opérée se maintient sans qu'on ait presque besoin de faire intervenir la traction (circonstance qui semble indiquer une fracture presque transversale), néanmoins le pied a toujours une grande tendance à se porter dans la rotation en dehors.

On applique alors un appareil de Scultet peu serré.

Le 22, on change l'appareil devant M. Gosselin, qui constate une déviation assez notable du pied, une légère élévation du bassin et un raccourcissement réel du membre, qui, néanmoins, ne dépasse pas un bon centimètre.

En même temps, M. Gosselin fait observer un gonflement notable de l'articulation du genou; il y a une véritable hydarthrose avec fluctuation, choc rotulien, et pourtant la pression n'est pas douloureuse.

L'ecchymose n'a encore paru en aucun point du membre accessible à la vue. On réapplique le Scultet en le serrant un peu davantage.

Le malade qui, les premiers jours, était assez agité, reste maintenant plus tranquille; il ne paraît pas souffrir et ne se plaint pas de la constriction un peu forte que l'on a exercée sur le membre au moyen de l'appareil.

Celui-ci est levé de nouveau le lundi 4 avril. On constate alors que la réduction se maintient fort bien, que le pied a moins de propension à se dévier par rotation, et la palpation permet déjà de sentir une sorte de cal.

Néanmoins le raccourcissement a augmenté. Mesuré d'une épine iliaque aux deux malléoles correspondantes, il atteint bien 2 $\frac{1}{2}$ centimètres; d'autre part, il serait imprudent d'exercer de nouvelles tractions, la consolidation paraissant commencer à s'établir.

L'ecchymose n'a pas paru, et pourtant vers le pli de l'aine et le long du couturier, de même que vers le trochanter, existent des taches vertes et jaunes peu marquées, peu étendues, qui doivent être les traces d'une infiltration sanguine en voie de résorption.

Le gonflement du genou est devenu des plus considérables; le choc rotulien se perçoit sans qu'il soit nécessaire de refouler le liquide contenu dans les culs-de-sac de la synoviale. On réapplique le Scultet, qui est fortement serré.

Le 12 avril, on visite de nouveau l'appareil. On constate encore une ecchymose siégeant au pli de l'aine. Le cal est volumineux, fusiforme, le

déplacement angulaire corrigé, mais il existe un raccourcissement réel de
1 $^1/_2$ centimètre. L'épanchement du genou est toujours assez considérable
sans être plus douloureux, la circonférence du genou malade au niveau du
bord supérieur de la rotule étant de 32 centimètres, celle du genou sain
de 29.5 seulement.

On enlève définitivement l'appareil le 6 mai. On note alors une atrophie marquée du membre malade; du reste, la rotule est toujours soulevée par un épanchement suffisant pour qu'on sente manifestement le choc
qu'elle produit contre les condyles.

Le 12, j'examine à nouveau le membre malade; le raccourcissement est
de près de 2 centimètres, le cal est petit et parfaitement solide, pourtant
le malade ne peut enlever le talon du lit quand on l'y invite. Le genou
droit présente 2 centimètres de circonférence de plus que le gauche. On
y constate des mouvements de latéralité dans l'extension.

Le 18, le genou ne présente plus guère que 17 millimètres de circonférence en plus à droite, mais il est fort raide et ne plie encore qu'à 120
ou 130 degrés environ. L'épanchement n'a pas encore disparu entièrement. Le convalescent enlève son talon sans difficulté.

Le 20, il se met à marcher avec des béquilles, sans mettre le pied par
terre; le 22, il le pose à chaque pas, et le 24 déjà il se passe presque de
béquilles; la raideur du genou a tellement diminué que la flexion complète de l'articulation est presque possible.

Le malade quitte le service le 1er juin pour aller à Vincennes. Son genou
est toujours le siége d'un épanchement qui augmente de 15 millimètres sa
circonférence; il n'y a plus de raideur articulaire, mais les mouvements
de latéralité sont encore très-manifestes.

Observation II.

Fracture de la cuisse gauche chez un adulte.

Coupé (Auguste-Basile), âgé de 44 ans, marchand de vins, entre le
22 mars 1870 dans le service de M. le professeur Gosselin.

Les antécédents n'indiquent rien de particulier. Il n'est pas syphilitique.
Dans sa jeunesse il était d'un tempérament plutôt lymphatique. Depuis il
a été sujet à quelques douleurs rhumatismales.

Le jour même il se penchait pour ramasser un objet sur le bord d'un
trottoir, quand il fut renversé par un omnibus. Il tomba sans connaissance
et fut transporté dans une pharmacie où il ne reprit ses sens qu'une heure
après. On l'amena alors à l'hôpital : il était 9 heures et demie du soir.

Le 23, à la visite, on le trouva couché au n° 44, salle Sainte-Vierge. On constata de suite une fracture de la cuisse gauche caractérisée par un déplacement :

1° Suivant la direction, le fragment inférieur faisant saillie sur le côté interne de la cuisse, et constituant avec le fragment supérieur un angle ouvert en dehors;

2° Suivant l'épaisseur, celui-ci est très-considérable;

3° Suivant la longueur, se traduisant par un raccourcissement réel des plus marqués;

4° Suivant la circonférence, déterminé par la rotation du pied en dehors.

Le genou présente un épanchement qui n'est pas encore fort abondant, mais qui soulève déjà la rotule. La contusion du membre est considérable; il est tuméfié et très-douloureux, mais nulle part encore on ne voit d'ecchymose.

La mobilité anormale et la crépitation sont des plus manifestes et achèvent de démontrer une fracture du fémur gauche siégeant au tiers moyen.

Nous notons de plus une petite plaie de la région sourcilière du côté droit et une plaie contuse du pavillon de l'oreille. L'une et l'autre sont sans aucune gravité.

Vu la contusion et le gonflement, on commence par mettre le membre dans une gouttière en l'immobilisant aussi bien que possible.

Les jours suivants l'état du malade laisse beaucoup à désirer. L'accroissement de l'épanchement articulaire est rapide; le gonflement de la cuisse augmente en même temps. Ce dernier phénomène est à son maximum le quatrième jour; à partir de ce moment il diminue, en même temps que l'on voit apparaître une ecchymose considérable sur le côté externe de la cuisse ainsi que sur son côté interne; elle s'étend rapidement du trochanter jusqu'au creux poplité.

Nous notons seulement pour mémoire l'amélioration et la cicatrisation des plaies de la tête. L'état fébrile, qui était très-prononcé les premiers jours, disparaît peu à peu.

Le 1er avril, le membre malade est placé dans l'appareil de M. Hennequin; on le soumet d'abord à une traction très-modérée, mais exercée principalement sur le mollet; cette traction néanmoins ne peut être supportée.

On établit alors la traction principalement sur la cuisse, mais celle-ci, à son tour, devient trop douloureuse, et on doit avoir recours aux deux en même temps. La traction exercée dans ce cas ne dépasse jamais trois kilogrammes de chaque côté.

Le sommeil, qui était difficile et interrompu par de fréquentes douleurs depuis quatre jours, devient dès lors facile grâce à l'emploi des opiacés. Néanmoins la sensibilité persiste, et le malade qui, les premiers temps, se plaignait surtout de son ischion (point où porte principalement l'effort contre-extenseur dans l'appareil employé) éprouve, à partir du 7, de vives douleurs dans le genou, douleurs qu'il attribue à la pression exercée par les lacs extenseurs.

En conséquence, on est encore forcé de diminuer et de modifier la traction à plusieurs reprises; le genou persiste à être très-douloureux.

Le 10 avril, la traction se fait presque exclusivement par le mollet, et est seulement de 3 kilogrammes de chaque côté.

Le 17, nous visitons l'appareil avec M. Hennequin. Le cal est déjà fort solide: il est situé principalement à la partie postéro-externe de la cuisse. Antérieurement on constate encore un écartement des fragments suivant l'épaisseur. Le supérieur, presque sous-cutané, se dirige en dehors et en haut, l'inférieur en arrière et en dedans; entre les deux existe une dépression assez profonde.

Il n'y a, du reste, plus d'ecchymose autour du genou, mais une simple rougeur due à la compression permanente exercée par l'appareil; au niveau de la tête du péroné existe une légère excoriation; quant au genou lui-même, il est œdématié et gonflé; la tuméfaction au niveau du cul-de-sac supérieur de la synoviale fait deviner l'épanchement, mais la position demi-fléchie du membre et le gonflement général empêchent de le constater d'une manière positive.

On rétablit alors la traction en la fixant à 2 $\frac{1}{2}$ kilogrammes pour chaque côté de la jambe, et à 1 ou 2 kilogrammes pour chaque côté de la cuisse; le malade paraît d'abord mieux la supporter, mais bientôt les douleurs reparaissent.

Le même état de choses persiste jusqu'au 21 mai, époque à laquelle on enlève l'appareil. Pendant tout ce temps, la traction a varié entre 1 $\frac{1}{2}$ et 3 kilogrammes de chaque côté. Le malade a fini par s'y accoutumer assez bien.

On note alors un raccourcissement qui n'atteint pas 7 millimètres; ce résultat est obtenu par MM. Reverdin et Hennequin au moyen du procédé de mensuration de M. Giraud Teulon. Le cal est peu volumineux, bien qu'il y ait un peu de déplacement angulaire des fragments. Le sujet ne peut encore enlever le membre malade du lit.

Le genou est fort raide, présente, dans l'extension, des mouvements de latéralité. L'épanchement se traduit par la fluctuation et le choc rotulien. La circonférence du genou, du côté sain, est de 335 millimètres, et du côté malade, de 350.

Le 5 juin, le malade peut se lever sur une chaise.

Le 10, la mensuration des genoux donne pour leur circonférence 335 millimètres à droite et 345 à gauche. Il y a de l'engorgement et de l'induration des tissus péri-articulaires, un peu de fluctuation, mais presque pas de choc rotulien. Le genou ne peut dépasser la demi-flexion; il n'y a plus que fort peu de mouvements de latéralité.

Le 13, le malade commence à marcher avec des béquilles, en posant le pied par terre. Le 17, il sort pour aller voir sa famille en ville. Le 20 juin 1870, il part pour l'asile de Vincennes.

OBSERVATION III.

Fracture de la cuisse gauche chez un adulte.

Chabrol (Pierre), âgé de 48 ans, fumiste, est entré, le 19 novembre 1869, à la Charité, salle Sainte-Vierge, n° 22.

Il était tombé d'une échelle, de 11 mètres de hauteur, sur le côté gauche et portait avec plusieurs contusions du bras, du visage, de la paroi thoracique, une fracture au tiers moyen de la cuisse gauche. On nota, dès l'abord, un épanchement du genou.

On lui mit un appareil de Scultet; il resta quelque temps fort malade et même six jours en délire.

Quinze jours après, peu de temps avant mon arrivée dans le service, on lui mit l'appareil Hennequin. Celui-ci fut d'abord très-mal supporté; pendant des jours et des nuits le malade ne cessait de pousser des gémissements et ce ne fut qu'à la fin qu'il put le tolérer sans trop de souffrances. Pourtant quand nous le revîmes, il nous affirma avoir peu souffert si ce n'était du genou. Au cinquantième jour on retira l'appareil; on mit le membre dans une gouttière, et le 15 février 1870, le malade pouvait partir pour Vincennes. Il avait alors un gonflement notable du genou.

Le 6 avril 1870, il se représenta à la consultation et fut admis salle Sainte-Vierge, n° 49.

Il se plaignait de quelques douleurs dans le membre, surtout dans la cheville et le genou, de fourmillements, d'œdème du pied dans la marche. Il avait un peu de raideur du genou, mais se plaignait surtout d'une faiblesse considérable de la hanche et de chanceler sur le genou. Voici ce que nous avons pu constater:

Le tiers inférieur de la jambe et du pied sont le siége d'un œdème peu prononcé. Le malade porte la trace d'un ulcère variqueux près du cou-de-pied gauche; de plus il a au mollet des cicatrices provenant de la rupture de dilatations veineuses.

Quant à l'état de la fracture, il est le suivant:

Le fémur gauche présente une dilatation fusiforme qui se sent à travers les muscles, sans pourtant être très-forte à sa partie moyenne; autant que l'empâtement qui règne encore dans les parties profondes permet d'en juger, on peut l'évaluer à quatre travers de doigt en longueur.

De plus, il y a un peu de raccourcissement; la mensuration donne en effet:

	Membre sain.	Membre fracturé.
De l'épine iliaque antéro-supérieure aux mal-		
léoles externe	$0^m,78$	$0^m,76\ ^1/_2$
interne	$0^m,76\ ^1/_2$	$0^m,75$

Le genou présente un gonflement un peu diffus qui n'existe nullement de l'autre côté; il ne permet pas d'apprécier par le palper les diverses saillies de la tête du tibia, fait disparaître les fossettes de la rotule et donne à la région un aspect sphérique qu'on ne retrouve pas à droite.

La rotule elle-même est soulevée par le liquide et on obtient facilement la fluctuation et le choc rotulien; rien de semblable ne se fait remarquer à droite.

En outre, on peut, dans l'extension, produire entre les surfaces articulaires du genou des mouvements de latéralité, très-peu étendus, il est vrai.

Les mouvements de l'articulation coxofémorale ne sont pas fort gênés. La jambe, au contraire, ne peut être amenée à former avec la cuisse un angle de moins de 45 degrés.

Le malade sort quelques jours après dans le même état pour faire un nouveau séjour à Vincennes.

OBSERVATION IV.

Fracture de la cuisse droite chez un jeune sujet.

Weber (William), âgé de 14 ans, entre, le 25 novembre 1869, dans le service de clinique, salle Sainte-Vierge, n° 49, à la Charité.

Il présente une fracture de la cuisse droite, qui s'est produite dans les circonstances suivantes: il a été renversé le jour même par le cheval d'une voiture de place; il a perdu connaissance en tombant et ne peut dire si la roue lui a passé sur la cuisse; cette hypothèse, du reste, est rendue peu probable par l'absence de contusion des parties molles.

Le lendemain ou le surlendemain au plus tard, on note dans le genou un épanchement qui s'est produit très-rapidement, augmente de même et devient bientôt considérable.

On met au malade un appareil dé Scultet qui, vers le 10 janvier, est enlevé et remplacé par une gouttière. A cette époque on note une mobilité latérale des plus marquées de l'articulation du genou; celle-ci fléchit néanmoins sans raideur, gêne ni douleur.

On remet alors le membre dans une gouttière qu'on laisse jusqu'au 20.

Le cal, quoique peu volumineux à cette époque, est résistant, il n'y a aucune déformation du membre; mais l'épanchement intra-articulaire persiste et surtout les mouvements de latéralité.

Le 20 janvier, on donne au malade des béquilles et il se met à marcher.

Le 24, il quitte l'hôpital; la mobilité latérale et l'épanchement persistent sans gêner en apparence les fonctions du genou qui ne présente pas traces de raideur articulaire. Le raccourcissement total ne dépasse pas 1 centimètre.

OBSERVATION V.

Fracture de cuisse chez un adulte; mort rapide; pas d'épanchement du genou. Autopsie et relation d'un autre fait anatomique de même nature.

(Extrait d'une leçon clinique de M. le professeur Gosselin.)

Antoine (Édouard-Jean-Claude), âgé de 44 ans, est renversé par une voiture de place sur l'esplanade des Invalides, le 13 mars 1870, à 4 heures du soir. Porté à la Charité, salle Sainte-Vierge, n° 17, il s'y présente dans l'état suivant:

Le côté latéral gauche de la face, la région temporale, sont dépouillés d'épiderme sur une étendue de 8 centimètres environ et jusqu'au front. L'orbite du même côté est le siége d'une vaste ecchymose; le malade perd beaucoup de sang par les deux oreilles.

La cuisse gauche est fracturée à son tiers moyen; elle est dans l'abduction; il y a rotation en dehors du fragment supérieur et déplacement suivant la longueur, l'épaisseur, la circonférence et la direction. On ne note ni ecchymose ni contusion superficielle.

Le malade est dans le coma: il meurt à 5 heures et demie du soir.

Autopsie le 2 avril, à 8 heures du matin.

Il y a un épanchement sanguin considérable sous l'aponévrose épicrânienne et les muscles temporaux, mais à gauche surtout; la voûte crânienne ne présente aucune trace de fracture. Après l'avoir enlevée par un trait de scie, on constate une injection considérable de la dure-mère.

Le cerveau est le siége d'une infiltration générale de sang dans l'espace sous-arachnoïdien; la substance encéphalique même est fort contuse sur les deux lobes sphénoïdaux; à la base des lobes antérieurs elle est transformée en une véritable bouillie.

On enlève l'encéphale, puis la dure-mère qui tapisse la base, et on constate:

.1° Une fracture transversale du corps du sphénoïde. Cette fracture, en avant, présente une irradiation qui divise la lame carrée du sphénoïde et se perd sur la lame criblée de l'ethmoïde qui est fracturée comminutivement;

2° A droite une fracture longitudinale du rocher siégeant sur son bord supérieur et se bifurquant à la base de la pyramide; l'une des branches de division va se rendre au bord antérieur; l'autre, au bord postérieur de la portion écailleuse du temporal;

3° A gauche la fracture, d'abord longitudinale, puis transversale, se trifurque. La branche antérieure va gagner d'abord la grande aile du sphénoïde où elle se perd au niveau de la suture sphéno-frontale, la moyenne et la postérieure circonscrivent les deux tiers postérieurs de la portion écailleuse du temporal qui est détachée dans toute sa table interne; la postérieure, de plus, s'irradie dans le pariétal.

Pour ce qui est de l'état du membre inférieur nous ne pouvons mieux faire que de reproduire une partie de la leçon dans laquelle, le 3 avril 1870, M. le professeur Gosselin exposa les résultats de cette autopsie:

« Nous mettons, Messieurs, sous vos yeux une pièce de fracture, recueillie sur un homme qui n'a survécu qu'une heure à ses blessures.

« Vous pouvez constater la contusion dont les muscles sont atteints : le vaste interne est déchiré en partie, et dans l'intervalle de ses fibres mêmes, ainsi qu'au-dessous de sa face profonde, existe un épanchement considérable ; de là le liquide extravasé s'est répandu par infiltration dans les interstices musculaires et jusque dans les muscles voisins eux-mêmes.

« La situation réciproque des fragments nous montre qu'il s'est effectué un déplacement très-notable suivant la longueur et l'épaisseur; le déplacement suivant la circonférence est peut-être augmenté ici par l'absence de contraction musculaire; quoi qu'il en soit, ces lésions anatomiques mettent sous vos yeux les causes de la déformation que vous rencontrez si généralement sur le vivant.

« La direction du trait de la fracture est en partie transversale, tandis qu'à la partie antérieure elle s'incline en bas et en avant, et qu'en arrière elle est dirigée en arrière et en haut. Nous avons donc affaire à une fracture très-oblique, difficile à réduire, puisque le déplacement se maintient même après que la mort a fait disparaître ses causes les plus puissantes, la tonicité et la contractilité musculaires, mais bien plus difficile à contenir après la réduction par le fait de l'obliquité même du trait de la fracture qui ne permettrait pas aux extrémités osseuses de se prêter un appui quelque peu stable.

« Mentionnons, en passant, la présence d'une petite esquille.

« Mais ce que nous remarquerons surtout, c'est l'état de la synoviale du genou. Vous savez, Messieurs, car j'ai déjà appelé plus d'une fois votre attention sur ce point, que la plupart des malades qui se présentent avec des fractures du corps du fémur, ont le lendemain, quelquefois le surlendemain, un épanchement notable de liquide dans l'articulation du genou. Quelle est la nature de cet épanchement? quelle en est la cause? Est-il dû à la propagation de l'inflammation du périoste à la synoviale? Est-il dû au traumatisme qui a directement porté sur l'articulation du genou?

« Sans m'arrêter à chacune des considérations qui peuvent militer pour ou contre ces deux hypothèses, je vous rappellerai un fait anatomique dont vous avez pu être témoin l'année dernière dans mon service.

« Sur un malade qui avait succombé peu d'heures après une fracture de la partie moyenne du fémur, nous avons constaté une infiltration sanguine, comme gélatiniforme, qui, occupant l'épaisseur des muscles, leurs interstices et jusqu'aux couches qui environnent le périosfe, arrivait au niveau du cul-de-sac supérieur de la synoviole vers sa partie interne. L'articulation elle-même était distendue par un épanchement qui, sans être franchement sanguin, ni franchement synovial, participait à la nature de l'un et l'autre liquide, et rentrait dans cette classe d'humeurs que nous caractérisons par le mot de liquides séro-sanguins.

« J'émis alors l'opinion que l'épanchement du genou pouvait bien être produit par la transsudation à travers le cul-de-sac de la synoviale dont vous connaissez la minceur extrême à ce niveau, d'une partie du sérum provenant du sang à moitié coagulé et constituant cette infiltration gélatiniforme.

« Les résultats tout négatifs de notre autopsie confirment mes vues sur ce sujet. Notre blessé ne présentait, contrairement à ce qui peut passer pour la règle, aucun signe d'épanchement du genou; aussi l'ouverture de l'articulation ne nous a-t-elle fait trouver ni liquide, ni aucune altération anatomique de la membrane synoviale. D'autre part, l'épanchement intermusculaire était encore trop récent pour être parvenu jusqu'au niveau de la synoviale. En l'absence donc de toute trace d'inflammation commençante, de contusion ou de rupture de cette séreuse, nous sommes fondés à admettre que si l'épanchement articulaire ne s'est pas produit dans ce cas, cela tient uniquement à la terminaison rapide qui n'a pas permis au sang de s'extravaser en quantité suffisante pour arriver jusqu'au cul-de-sac supérieur de la synoviale, et là, soit pénétrer par transsudation dans la cavité articulaire, soit, ce qui est également probable, y déterminer cette inflammation qui se développe généralement aux environs des épanchements de sang dans l'intérieur de nos tissus. »

Observation VI.

Fracture du col du fémur simulant une luxation chez un adulte.
Épanchement tardif du genou.

Roussel (Auguste-Isidore), âgé de 52 ans, menuisier, entre le 19 mars 1870, à 5 heures du soir, salle Sainte-Vierge, n° 13.

La veille, à 3 heures et demie de l'après-midi, il était dans un appartement, monté sur une échelle, quand elle glissa et le fit tomber sur le parquet. Il fut entraîné dans sa chute, tomba sur elle et un peu de côté ; la hauteur de chute n'atteignait pas un mètre ; ce fut le côté droit de la cuisse et de la hanche qui portèrent le poids de la chute, et la main correspondante se trouva prise entre l'échelle et le sol.

Le malade s'est immédiatement après traîné jusqu'à un fauteuil où il est parvenu à se placer sans avoir pu néanmoins se mettre debout. De là, on l'a transporté chez lui et le lendemain matin on l'a amené à Paris, de 3 lieues de distance (Villetaneuse à Paris), en voiture. Le trajet a été fort douloureux, et le soir, M. Reverdin et moi, nous le trouvons dans l'état suivant :

La jambe est fléchie sur la cuisse, celle-ci sur le bassin ; le genou est dans l'adduction et la rotation en dedans et recouvre la cuisse du côté opposé sur laquelle le malade est couché.

Le bassin est légèrement dévié, l'épine iliaque antéro-supérieure droite portée en haut, le pli de l'aine du côté malade est effacé ; néanmoins on sent très-bien l'arcade du pubis, le ligament de Fallope. Peu au-dessous de la crête de l'os des iles, on trouve une saillie considérable formée par le grand trochanter qui est remonté bien au-dessus de la ligne iliosciatique, s'est porté en avant, et est le siége d'un gonflement diffus et volumineux : sa délimitation exacte est très-difficile.

En arrière, on sent une saillie dans la fosse iliaque externe au-dessus de l'échancrure sciatique : il y a un aplatissement de la fesse et une élévation du pli fessier.

Le raccourcissement est peu marqué.

On peut fléchir la cuisse sur le bassin, bien qu'avec une difficulté qui tient au spasme musculaire. Ce spasme est très-prononcé, surtout pour les adducteurs. Les mouvements de rotation en dehors sont impossibles, tous les mouvements spontanés du membre sont abolis et ceux qui lui sont communiqués sont très-douloureux.

Pendant la nuit, le malade sent à deux reprises un claquement très-net dans la hanche ou le genou (il ne sait à laquelle des deux articulations rapporter le bruit), et le lendemain matin, nous le trouvons avec un ensemble de phénomènes tout différents de ceux qu'il présentait la veille.

La jambe est étendue sur la cuisse et celle-ci sur le bassin. L'effacement du pli de l'aine existe encore, mais au-dessous, nous sentons une tumeur volumineuse et dure constituée par le trochanter, qui est porté extrêmement en avant et en dedans. Sous les fessiers est encore une tumeur mal limitée et la contracture n'occupe plus que les adducteurs et le droit antérieur. — Il y a une légère adduction, pas de rotation du membre, le bassin est plus dévié sur la colonne vertébrale. — Le raccourcissement n'est que de 1 centimètre, et si on redresse la déviation du bassin, il est tout à fait contestable. Les mouvements communiqués sont presque impossibles, le bassin accompagne le membre dans les diverses positions où on le place; il n'y a que peu de douleur spontanée ou à la pression, pas d'ecchymose, pas d'épanchement dans le genou.

Il existe en outre une assez forte contusion de la main droite, surtout à la face palmaire, mais sans fracture, sans plaie. Un gonflement œdémateux en est le principal signe.

Le lendemain et les jours suivants on voit ces phénomènes s'exagérer; il s'y joint d'abord une rotation du pied en dehors, rotation qui devient de plus en plus marquée, jusqu'à faire un angle de 45° avec la verticale. — L'adduction persiste toujours, mais on remarque un accroissement du raccourcissement apparent, tandis que le raccourcissement réel ne dépasse toujours pas 1 ¼ centimètre.

Il n'existe toujours pas d'épanchement dans le genou. — Au contraire, le gonflement de la région trochantérienne augmente beaucoup.

On s'était d'abord borné à faire quelques applications résolutives; le 26, pour obvier surtout à la rotation du membre, on met un appareil de Scultet. Pendant trois semaines, le malade le supporte sans difficulté; le 15 avril on le retire, et on constate les faits suivants :

Le membre est un peu dans l'adduction que favorise une élévation légère du bassin : il n'existe plus presque de rotation en dehors; le pli de l'aine est toujours fort aplati: on croirait voir la hanche d'une femme, tant l'hypertrophie trochantérienne augmente le diamètre transversal du haut de la cuisse. Ce gonflement est toujours diffus, mal limité, surtout dans le sens de la largeur.

Le raccourcissement est très-faible, soit 1 ¼ centimètre.

Mais du côté du genou on remarque un épanchement notable, caractérisé par de la fluctuation, du choc rotulien, et une grande tuméfaction. La pression exercée sur le condyle interne est très-douloureuse; le reste de la région est indolore. — On trouve à la mensuration :

	Genou, côté malade.	Genou, côté sain.
Circonférence.	0^m,330	0^m,305 à 0^m,310

Les mouvements communiqués à l'articulation coxo-fémorale s'exécutent bien en tous sens.

On replace le Scultet.

On l'enlève de nouveau le 4 mai. On note alors de nouveau ce gonflement ci-dessus décrit de la région trochantérienne : cependant l'épine iliaque est toujours élevée, et le membre dans la rotation en dehors.

Le genou est encore très-douloureux : la rotule peut être ramenée par pression au contact des condyles, à ce moment se fait sentir le choc : tous les tissus avoisinants sont manifestement engorgés et durs, la raideur articulaire est extrême, mais on ne trouve aucune espèce de mouvements de latéralité du tibia sur le fémur; — l'examen de la circonférence du genou donne :

> Côté sain, 305 millimètres;
> Côté lésé, 320 millimètres.

Le malade ne peut enlever le talon du lit; mais l'état de l'articulation coxo-fémorale n'est pour rien dans ces désordres, car on fait exécuter à celle-ci tous les mouvements que l'on veut, et dans ces recherches, on constate l'indépendance fonctionnelle complète du bassin et de la cuisse.

Du 6 au 30 mai, le malade reste dans le service : il ne marche qu'avec la plus grande difficulté avec des béquilles, et en posant à peine le pied par terre. Cet état tient bien plus à l'affection articulaire du genou qu'à la fracture, qui est parfaitement consolidée.

Le malade quitte le service le 1er juin 1870.

OBSERVATION VII.

Fracture sous-trochantérienne, ou fracture du col avec pénétration du fragment interne dans le trochanter. Épanchement tardif du genou.

Ponthieux (Louis-Charles), âgé de 43 ans, cuisinier, entre le 7 juin pour une fracture de la partie supérieure du corps du fémur, peut-être même de la base du col, avec éclatement concomitant du trochanter.

Au moment où il descendait de voiture, il a été violemment poussé par un homme sortant d'une maison : renversé par le choc, il tomba de sa hauteur sur le trottoir, probablement sur la région trochantérienne gauche, le membre étant étendu.

Il entra à 4 heures après midi salle Sainte-Vierge, nᵒ 9, où l'on constate dès le lendemain :

Une rotation très-prononcée du membre en dehors;

Un raccourcissement réel de 4 centimètres au moins;

Un gonflement énorme de toute la cuisse, surtout à la partie supérieure et moyenne, avec disparition du pli inguino-crural.

Il n'y a pas de mobilité anormale : la veille au soir on en a trouvé, mais pendant l'exploration des signes, un bruit de grosse crépitation s'est fait entendre, et à partir de ce moment, le membre a cessé de présenter ce phénomène. Le lendemain, on retrouve cette crépitation, que l'on peut comparer au bruit d'un sac de noix : elle est surtout produite par les mouvements de rotation et de flexion du membre.

Il y a peu de douleur spontanée ou à la pression.

Point d'ecchymose.

Aucun symptôme d'épanchement du genou.

On enferme le membre dans un appareil de Scultet.

Le 10, le malade est dans le même état, sauf que l'on trouve un peu de douleur autour du genou : une ecchymose très-noire occupe les bourses.

Le 15, on enlève l'appareil et on place le membre malade sur un double plan incliné, dont la partie supérieure est munie d'un Scultet.

M. le professeur Gosselin fait alors remarquer :

1ᵒ Que le raccourcissement actuel est à peine de 2 centimètres;

2ᵒ Que le genou, où l'on remarque un peu de fluctuation, n'est pourtant le siége que d'un épanchement fort restreint;

3ᵒ Qu'une ecchymose déjà jaune par places, noire encore en d'autres points, occupe la région de la hanche, ainsi que le côté externe et le côté interne du membre.

La douleur est surtout marquée au-dessous du trochanter : elle n'existe guère spontanément, et pour la trouver, il faut la provoquer par des mouvements. Le gonflement des parties molles empêche de sentir bien nettement les saillies trochantériennes.

Le 29 juin, je change de nouveau l'appareil.

Il existe un gonflement considérable de la cuisse avec empâtement et difficulté de sentir l'os. La jambe aussi présente une tuméfaction œdémateuse, due sans doute à la constriction de la cuisse; elle est prononcée au pied surtout. L'ecchymose est d'un jaune-vert pâle et est répandue sur toute la face interne de la cuisse.

La région trochantérienne présente un gonflement volumineux et dur, constitué par un énorme cal entouré d'un noyau d'engorgement des parties molles.

Au genou, les fossettes de la rotule sont effacées par l'accumulation de synovie. On met la jambe dans l'extension sur la cuisse sans difficulté ni douleur; on peut alors constater une fluctuation évidente à la partie antérieure du genou et percevoir le choc rotulien. — Il y a néanmoins peu d'augmentation de la circonférence du genou.

	Membre gauche.	Droit.
Circonférence au niveau de l'angle inférieur de la rotule	0^m,350	0^m,335
Circonférence au niveau de l'angle supérieur de la rotule	0^m,360	0^m,340

On remet l'appareil, en enroulant autour du pied et de la jambe une bande recouvrant une épaisse couche de coton.

Le 2 juillet 1870, l'œdème est devenu tel qu'il faut supprimer le double plan incliné. — On entoure la jambe d'un coussin maintenu par des lacs: la cuisse est laissée dans l'appareil de Scultet.

A partir de cette époque jusqu'au 22 juillet, époque de mon départ pour le camp de Châlons, aucun phénomène important ne se révèle : le genou persiste à être gonflé et un peu douloureux.

Je ne sais ce qu'est devenu le malade.

OBSERVATION VIII.

Fracture du fémur au tiers inférieur. Épanchement très-considérable du genou.

Matthieu (Alexandre-Zéphyrin), âgé de 33 ans, bardeur, entre le 22 mai 1870, salle Sainte-Vierge, n° 23.

Le jour même, en cherchant à mouvoir une pierre de 1^m,25 de hauteur sur 0^m,70 de largeur et 0^m,30 d'épaisseur, il la fit tomber si malheureusement, que, renversé par terre avec elle, il resta la cuisse gauche prise entre le sol et ce corps pesant. Dans cette position, le genou portait sur le talon du pied droit replié sous le blessé, et le milieu de la cuisse portait à faux.

Immédiatement on constata une fracture au niveau du tiers inférieur de la diaphyse. — La crépitation était considérable, la rotation en dehors prononcée, le raccourcissement de 4 à 5 centimètres. — On trouva en outre des traces de contusion légère sans excoriation à la partie interne du genou gauche, et à l'externe du droit.

Le genou était le siége d'un épanchement énorme, manifesté par une vive douleur spontanée et à la pression, de la fluctuation et une augmentation de la circonférence, qui, pour le genou gauche, s'était élevée de 34 centimètres à 39.

On commença par appliquer sur le membre des cataplasmes, et le 25 mai on l'enferma dans un appareil de Scultet.

Le 30 mai, on change l'appareil sans noter aucune modification de l'état local.

Le 8 juin, l'inspection du membre fait redouter la production d'une escharre; on enlève le coussin et l'attelle antérieurs en laissant en place le reste de l'appareil.

Le 13, il n'y a plus menace de mortification, on remet donc l'attelle antérieure. — La fluctuation du genou se sent même au travers de l'appareil, et la douleur produite par cette complication est toujours considérable.

Le 28, on renouvelle tout l'appareil; il n'y a plus aucune crainte à avoir au sujet de la production d'escharres. — Le genou est déjà moins gonflé, on sent moins facilement le choc de la rotule : la fluctuation est pourtant encore très-sensible. On remet l'appareil.

Le 3 juillet, le malade s'étant derechef plaint des douleurs que lui cause l'appareil, on le visite. Le cal est alors satisfaisant quoiqu'il fasse un peu trop de saillie à la partie externe du membre : l'état du genou ne paraît guère s'être modifié. — On remet alors l'appareil, en interposant une couche d'ouate entre le membre et les bandelettes : on établit en outre une légère traction sur le pied.

Le 11 juillet, on visite l'appareil et on le replace. Le cal est des plus volumineux, à tel point qu'on le sent presque sous la peau à travers le triceps atrophié. — Le genou est fort engorgé, les téguments paraissent infiltrés de liquide : la rotule est comme élargie, elle se déplace difficilement sur les condyles du fémur; on a une certaine difficulté à obtenir la sensation du choc rotulien et néanmoins la fluctuation est manifeste.

Je n'ai plus eu l'occasion de revoir le malade.

OBSERVATION IX.

Fracture du fémur consolidée il y a vingt-six ans. Examen physique et fonctionnel du membre.

Turpin (Hubert), âgé de 70 ans, horloger, entre le 12 juin 1870, salle Sainte-Vierge, n° 11, pour une entorse avec mobilité latérale du genou droit, avec soupçon de quelque fracture partielle. Il porte, en outre, un abcès semi-chaud au-devant du sternum.

.... En examinant le malade on découvre une déformation du fémur droit, provenant d'une ancienne fracture consolidée. C'est en 1842 que l'accident mentionné est arrivé au malade, qui fut traité par Boyer, à l'Hôtel-Dieu. On lui avait mis pour tout appareil une attelle externe reposant sur des compresses qui s'imbriquaient autour de la cuisse; le tout formait une espèce de Scultet fort imparfait; aussi, au bout de quatre mois, le traitement aboutit à un défaut de consolidation et le malade dut rester sept mois à l'hôpital.

Voici quel est aujourd'hui l'état physique et fonctionnel du membre :

On trouve un déplacement angulaire (angle ouvert en dedans), un déplacement suivant l'épaisseur, le fragment inférieur étant dirigé en arrière, où il est facile à sentir entre les muscles : la conséquence de ces déplacements persistants est un cal volumineux, gros à peu près comme une pomme d'api, et appartenant surtout à l'extrémité inférieure du fragment supérieur. La mensuration donne le raccourcissement ainsi qu'il suit :

	Membre gauche.	Droit.
Épine iliaque à malléole externe	0^m,88	0^m,83
— — interne.	0^m,87	0^m,81 ¹/₂

Le malade prétend ne pas boiter; il marche sans canne, et c'est seulement quand il va à reculons qu'on s'aperçoit qu'il est sujet à une faible claudication. Sa fracture ne l'a pas empêché d'exercer sa profession, qui est celle de maître d'escrime et de canne. Aujourd'hui, malgré un peu de raideur de genou qui a persisté à la suite de son entorse, il boite à peine. Il nous fait observer que son épaule droite est, depuis sa fracture, un peu plus haute que l'autre.

Il sort le 6 juillet pour retourner chez lui.

OBSERVATION X.

Fracture du fémur droit consolidée huit ans auparavant. Examen physique et fonctionnel.

Aubry (Jean-Philippe), âgé de 69 ans, marchand ambulant, entre, n° 7, salle Sainte-Vierge, avec une fracture du fémur droit consolidée plusieurs années auparavant.

En 1860 il a été atteint d'une fracture du col du fémur que M. Maisonneuve avait traitée par le repos et la demi-flexion; rétabli alors, il pouvait fléchir le genou complétement, mais ne marchait qu'avec des béquilles.

En 1862 il se fractura le corps du fémur du même côté (côté droit), au tiers inférieur. M. Gosselin lui mit alors un appareil de Scultet, qui resta soixante jours en place. Le soixante-huitième, le malade se leva, mais depuis il ne put fléchir le genou.

Il y a quatre ou cinq ans, dans une chute, il se rompit l'ankylose incomplète qui avait succédé à sa fracture. M. Gosselin le reçut alors et le traita par le repos et les antiphlogistiques.

Il y a deux ans il s'est fracturé le radius.

Enfin, il porte un ulcère variqueux et une loupe énorme de la région occipitale.

État physique du fémur. A 6 centimètres au-dessus du genou, on sent un cal gros comme une noix, se continuant avec le fragment supérieur porté en dehors et en avant, et le fragment inférieur porté en arrière et en dedans.

Le trochanter est énormément élargi et paraît plus gros que le poing.

Autour du genou, surtout à son côté externe, sont quelques ostéophytes volumineux ; on en trouve un mobile dans le biceps ; les condyles sont augmentés de volume, la rotule aplatie, mais mobile encore.

État fonctionnel du membre. 1° Dans l'articulation coxo-fémorale les mouvements sont conservés, mais limités dans le sens de l'adduction et de l'abduction ; l'extension, la flexion, la circumduction sont intactes.

2° Les mouvements du genou sont absolument abolis : le malade, du reste, ne marche qu'avec deux béquilles et en posant à peine le pied par terre.

Mensuration. On commence par trouver une élévation de l'épine iliaque antéro-supérieure droite, qui est à 4.5 centimètres au-dessus de celle du côté gauche.

La longueur du membre est ainsi déterminée :

	Longueur du membre	
Épine iliaque antéro-supérieure à malléole :	droit.	gauche.
Interne	$0^m,78$	$0^m,85$
Externe	$0^m,81$	$0^m,88$

Ainsi, il y a 7 centimètres environ de raccourcissement. La colonne vertébrale présente à la région lombaire une concavité très-prononcée regardant à droite. A la région dorsale est une convexité dans le même sens.

La mensuration circulaire du membre donne les résultats suivants :

	A droite.	A gauche.
Union des tiers supérieur et moyen	$0^m,40$	$0^m,46$
Union des tiers moyen et inférieur	$0^m,35$	$0^m,37$
Genou	$0^m,34$	$0^m,335$
Mollet	$0^m,265$	$0^m,285$

On démontre donc une atrophie notable du membre droit, en même temps qu'un gonflement persistant du genou.

OBSERVATION XI.

Fracture de l'humérus.

Jamin (Léon), âgé de 16 ans, entre, le 2 juin 1870, n° 3, salle Sainte-Vierge, pour une fracture sise au-dessous de la moitié de l'humérus.

Le membre, entraîné par une courroie, a été fracturé contre un tambour en planches; le coude n'a pas porté. La contusion est considérable: la douleur s'irradie dans tout le membre; les signes de la fracture sont des plus nets. On met d'abord le malade dans une gouttière coudée; puis, le 5, l'ecchymose apparaissant, et le gonflement commençant à diminuer, on entoure le bras d'attelles et de coussins, et, placé dans la demi-flexion, on l'enferme dans l'écharpe sévère.

On visite l'appareil le 15 juin.

On l'enlève et le remplace par une simple bande roulée le 1er juillet.

Le 4, le malade sort avec son humérus solide, sans raideur du coude, qui permet jusqu'aux trois quarts au moins de la flexion complète.

On a examiné l'état de la jointure à toutes les époques du traitement au moyen de la mensuration comparée des saillies osseuses du coude, répétée dans plusieurs positions différentes de l'articulation; jamais on n'a pu saisir la moindre trace d'épanchement.

On n'a pas davantage trouvé de mouvements de latéralité dans l'articulation du coude.

OBSERVATION XII.

Fracture du fémur gauche par coup de feu, siégeant vers le tiers supérieur,
guérie sans suppuration du foyer de la fracture.

Prudhomme (A. J.), âgé de 23 ans, mobile du Loiret, reçoit, le 19 janvier 1871, à la bataille de Montretout, un coup de feu qui le fait tomber. Transporté le lendemain à la Charité, salle Sainte-Vierge, n° 30, M. Gosselin constate un séton du tiers supérieur de la cuisse ayant traversé le membre dans sa plus grande largeur et fracturé l'os. Les orifices sont petits, peu contus, ne laissent passage qu'à peu de liquide; il n'y a point ou fort peu d'épanchement sanguin. Le fragment supérieur se déjette fortement en dehors, et il y a un raccourcissement de 2 à 3 centimètres.

M. Gosselin, sans chercher à explorer le trajet, place le membre dans une gouttière, après réduction, et le recouvre de cataplasmes, aucune tentative d'occlusion n'est faite sur les orifices. M. Gosselin insiste tout particulièrement sur l'indication formelle de ne pas provoquer la suppuration profonde par des recherches inopportunes, d'autant plus que les orifices n'admettent pas l'introduction du petit doigt. Dès les premiers jours apparaît un épanchement considérable et un peu douloureux du genou. Du reste, le trajet paraît exempt d'inflammation ; les orifices suppurent, mais superficiellement et à une profondeur qui ne dépasse pas 1 centimètre de chaque côté. Le membre est laissé dans l'immobilité la plus complète.

La marche est d'ailleurs des plus simples, à part l'ouverture spontanée d'un abcès sous-cutané voisin qui guérit presque aussitôt.

Le 15 mars, les orifices sont cicatrisés ; on explore alors la position du membre qui présente un léger chevauchement et un déplacement angulaire moins appréciable, le fragment supérieur étant dévié en dehors assez fortement et l'inférieur un peu en dedans ; le cal est volumineux, et il y a 4 à 5 centimètres de raccourcissement réel.

L'épanchement du genou diminue. Le 20 mars, on retire l'appareil ; la consolidation est complète, et, dès le 28, le malade peut déjà fléchir le genou aux deux tiers.

Le 10 avril, il marche avec une béquille ; le 12, il pose le pied par terre ; il peut déjà fléchir complétement le genou.

Le 23, il marche sans béquilles en boitant, le genou ne présente plus d'épanchement, mais encore un peu d'engorgement. Il quitte l'hôpital le 23 avril.

OBSERVATION XIII.

Blessure en cul-de-sac de la cuisse produite par coup de feu, avec fracture du fémur droit au tiers moyen ; cicatrisation de l'orifice d'entrée et consolidation de la fracture sans suppuration, quoique la balle n'ait point été extraite.

X...., limonadier, garde national, est blessé par une balle dans le fort d'Issy, le 4 avril, dans l'après-midi. Apporté sans appareil à la Charité (n° 16, salle Sainte-Vierge), dans la soirée. Homme très-vigoureux, âgé de 41 ans.

Il présente tous les signes d'une fracture du fémur : déplacement notable, abduction et rotation en dehors du membre ; léger angle ouvert en dedans ; raccourcissement assez prononcé ; grande mobilité.

Épanchement sanguin énorme sur le côté externe de la cuisse; on remarque une saillie dure à ce niveau, que le blessé croit être la balle, ce qu'on ne peut vérifier au milieu de la tuméfaction produite par l'épanchement.

L'orifice d'entrée de la balle est situé en dedans du droit antérieur; il n'admet pas le petit doigt et est très-nettement découpé; il n'y a pas d'orifice de sortie.

Le genou présente déjà un épanchement notable.

Le trajet du fort d'Issy à l'hôpital, fait dans une voiture mal suspendue et sans appareil aucun, a été horriblement douloureux.

Vu le danger que présenteraient des recherches dans un foyer sanguin aussi étendu et aussi éloigné de l'orifice d'entrée, et la nécessité d'un large débridement pour les pratiquer, craignant surtout que l'énormité de l'épanchement sanguin ne rende infructueuses les tentatives d'extraction de la balle, sur la direction de laquelle on n'a aucun renseignement, M. Lannelongue préfère attendre la suppuration, qui paraît inévitable, du trajet et de l'épanchement sanguin. On fixe le malade dans une gouttière de Bonnet et on recouvre le membre de cataplasmes.

5 avril. L'épanchement sanguin de la cuisse a augmenté, ainsi que celui du genou; fièvre traumatique intense.

6. Aggravation de ces phénomènes.

7. Tout le côté externe de la cuisse paraît le siége d'une inflammation phlegmoneuse diffuse caractérisée par un œdème superficiel et profond, une tuméfaction bleuâtre et une sensibilité excessive de la partie. Le genou a un volume qui égale celui des plus grosses hydarthroses, il cause de vives souffrances au malade.

8. L'œdème et la douleur s'étendent à la jambe et au pied. La fièvre diminue.

Du 9 au 11 avril, la tuméfaction œdémateuse a persisté, mais la rougeur a fait place presque partout à une coloration normale. Au côté externe de la cuisse seulement, au point où les premiers jours la pression permettait de découvrir l'extrémité du fragment supérieur, la peau a une couleur violacée et paraît amincie et fluctuante.

12 avril. Le point fluctuant et coloré se circonscrit de plus en plus. L'œdème du membre, en général, le gonflement du genou, ont beaucoup diminué; celui-ci, néanmoins, est toujours très-douloureux.

Le 15 avril, le point fluctuant et engorgé étant nettement circonscrit, M. Lannelongue introduit avec précaution une sonde de femme, puis un stylet, pour explorer le trajet. L'un et l'autre instrument ne peuvent pénétrer plus profondément qu'à 1 ou $\frac{1}{2}$ centimètre.

Le 19, l'orifice est fermé et recouvert par un bourgeon charnu suppurant; l'état général est tout à fait normal. Le point acuminé et fluctuant est encore plus limité ; la peau ne s'est pas amincie à ce niveau et la sensibilité est moindre.

Le 24, l'œdème du membre a presque disparu ; le genou est encore gonflé et un peu douloureux.

Le 8 mai, une tentative faite pour rectifier la position du membre malade dans l'appareil a démontré qu'un commencement de consolidation osseuse existait déjà entre les fragments. Le membre, à ce moment, présente un déplacement angulaire assez marqué et un raccourcissement qui sera bien de 5 centimètres. L'orifice d'entrée de la balle est oblitéré et cicatrisé ; sur le côté externe de la cuisse, on trouve toujours, sur une étendue de 2 à 4 centimètres, une espèce de fluctuation superficielle, mais sans douleur spontanée ou à la pression, quoique la place soit encore d'un rouge bleuâtre ; la peau n'est nullement amincie, et tout autour de ce point règne une espèce d'induration. Le genou est toujours le siége d'un épanchement peu douloureux.

Le 12 mai, on sent manifestement un cal volumineux et solide qui maintient les fragments, le malade est néanmoins laissé dans son appareil jusqu'au 29 mai, époque à laquelle on le retire.

Le 7 juin, on extrait la balle au moyen de deux ouvertures pratiquées à la poche qui la contenait. On la trouve au milieu d'un épanchement hémopurulent assez abondant, mais bien circonscrit : elle est aplatie et contournée par ses bords, ce qui lui donne l'apparence d'une coquille ; son poids, vérifié, montre qu'elle est complète et qu'aucun fragment ne peut être resté dans le membre. On introduit un stylet, qui, arrivé à 3 ou 4 centimètres de profondeur, est arrêté par une membrane lisse ; nulle part on ne sent de dénudation osseuse.

Le 14 juin, un érysipèle se déclare tout autour des plaies faites pour extraire la balle ; le pouls monte à 128, la température à 40 degrés. L'exanthème envahit rapidement tout le membre, et du 16 au 22 juin des poussées successives affaiblissent et épuisent le malade. Le 24 seulement, la rougeur disparaît définitivement.

Le 2 juillet, les plaies de la cuisse sont complétement cicatrisées.

Le 10, le malade se lève sur un fauteuil.

Le 12, il marche en s'aidant de deux béquilles.

Le 20, on lui apporte une bottine à talon destinée à corriger l'effet du raccourcissement ; il appuie bien le pied par terre, mais se plaint toujours d'œdème du membre.

Le 5 août, il est dans l'état suivant :

L'épine iliaque droite est fort abaissée. — Au milieu de la cuisse, existe un cal des plus volumineux, encore un peu douloureux. Le membre

est légèrement œdématié; le genou engorgé présente un peu d'épanchement qui soulève la rotule, il est raide et ne peut fléchir que de quelques
degrés: du reste on n'y trouve aucun mouvement anormal de latéralité.

La mensuration donne les résultats suivants :

	A droite.	A gauche.
Longueur d'épine iliaque à malléole interne.	0m,800	0m,890
— — — externe.	0m,825	0m,900
Circonférence du genou :		
1° Au niveau du bord supérieur de la rotule.	0m,410	0m,360
2° Au niveau de son angle inférieur	0m,375	0m,335
Circonférence au niveau du cal	0m,490	0m,440
Circonférence au mollet	0m,310	0m,315

OBSERVATION XIV.

*Fracture de cuisse sus-condylienne et fracture de jambe. — Épanchement
dans l'articulation du genou. — Ankylose consécutive.*

Lacrotte (Auguste), âgé de 30 ans, artilleur, se trouve, le 19 janvier 1871,
pris sous un éboulement de terre déterminé par l'écroulement d'une des
casemates du fort de Vanves.

Dégagé, puis porté à la Charité le 20 janvier, il y présente une fracture
simultanée de la jambe droite au-dessous de sa partie moyenne et de la
cuisse à sa partie inférieure avec épanchement considérable dans l'articulation du genou.

Je vois le malade dans les premiers jours de février. L'épanchement est
aussi considérable que possible; on peut à peine amener la rotule au contact
des condyles : la fracture du fémur doit siéger peu au-dessus de ces derniers, car on sent nettement la saillie que fait le fragment supérieur en
haut et en dehors de la rotule, à 4 centimètres au plus de son bord
supérieur.

Le blessé est placé dans un appareil de Scultet, que l'on visite souvent
pour s'opposer à la reproduction du déplacement. On ne peut néanmoins
empêcher que la jambe ne se consolide dans une position vicieuse et que
le tibia ne fasse angle ouvert en dehors, dont le sommet est rempli par un
cal volumineux.

Le 21 mars, on enlève l'appareil. Le malade ne peut détacher le talon
du lit; tout mouvement du genou est impossible; néanmoins l'épanchement a presque entièrement fait place à un engorgement qui permet de
supposer un commencement d'ankylose fibreuse.

Jusqu'au mois de mai, le blessé reste avec les mêmes lésions physiques, le même état fonctionnel. Il marche, il est vrai, avec des béquilles, mais sans presque appuyer à terre son membre droit, qui est constamment le siége d'un œdème fort gênant. A cette époque le blessé est évacué, conservant toujours la raideur absolue du genou et l'engorgement qui en est la cause.

OBSERVATION XV.

*Fracture sous-trochantérienne suivie d'épanchement abondant du genou.—
Raideur articulaire permanente et gêne de la marche.*

Meret (Jules), âgé de 45 ans, tonnelier, entre, le 17 mars 1871, salle Sainte-Vierge, n° 33.

Il est atteint d'une fracture du corps du fémur siégeant au tiers supérieur et probablement sous-trochantérienne. — Produite par le passage d'une roue de voiture, cette lésion s'accompagne d'un certain degré de contusion, limitée surtout à la partie la plus supérieure du membre.

On laisse pendant 24 heures la cuisse dans une gouttière. — A cette époque aucun épanchement ne s'est encore manifesté dans le genou et ce n'est que le surlendemain de l'accident qu'on commence à pouvoir le reconnaître.

Le 19, on applique un appareil de Scultet qu'on laisse jusqu'au 26, époque à laquelle on le remplace par un double plan incliné. En même temps (26 mars), on trouve que l'épanchement s'est accru au point de devenir très-considérable.

Les jours qui suivent, aucun phénomène nouveau n'attire l'attention : l'appareil est très-bien supporté et ne cause aucune douleur au malade.

Le 19 avril, on visite le membre, dont l'état ne s'est nullement modifié : le cal commence à se laisser sentir à travers les parties molles.

Le 14 mai, on enlève le plan incliné; on trouve alors que les fragments sont réunis par un cal qui paraît avoir envahi la région trochantérienne au point qu'on peut se demander si, avec la fracture de la diaphyse, le malade n'était point atteint d'une fracture du col du fémur.

Le genou ne présente plus que peu d'épanchement, il est dans la demi-flexion, assez raide et encore volumineux. — Du reste les quelques mouvements qu'on lui communique sont peu douloureux et on ne peut trouver de mobilité anormale dans le sens latéral.

Le 15, la demi-flexion a fait place à une extension assez complète qui s'est effectuée presque spontanément et sans douleur. L'engorgement des parties molles n'empêche pas de constater un épanchement qui distend l'articulation du genou : celui-ci mesure 2 centimètres de pourtour en plus du côté malade que du côté sain.

17. Depuis qu'on a enlevé l'appareil, l'épanchement du genou paraît augmenter : peut-être est-ce simplement une apparence due à ce que le degré d'extension du membre, plus complet à présent, facilite l'exploration.

26 juin. L'épanchement est encore fort sensible; il a néanmoins un peu diminué. Le raccourcissement est faible : néanmoins la marche est gênée et par l'œdème général du membre, qui était prononcé surtout les premiers jours après qu'on eut levé l'appareil, et par l'état du genou. Le malade, en effet, pose à peine le pied par terre et doit s'aider d'une paire de béquilles. La flexion peut s'opérer jusqu'à ce que la cuisse ne forme plus avec la jambe qu'un angle de 30 degrés.

Le malade sort le 6 juillet. A cette époque, l'engorgement seul du genou persiste, toute trace d'épanchement ayant disparu. Le raccourcissement n'est pas assez considérable pour embarrasser la marche, mais le malade ne pose le pied à terre qu'avec appréhension et ne se passe jamais de béquilles.

Nous le revoyons souvent depuis et nous pensons qu'il exagère volontairement la gêne fonctionnelle qui a suivi la consolidation de sa fracture, afin d'obtenir par ce moyen quelques jours de séjour à l'hôpital.

OBSERVATION XVI.

Fracture comminutive par un éclat d'obus du col du fémur et du trochanter.
Plaies contuses multiples. Mort.

Teton (Pierre), âgé de 36 ans, capitaine d'un bataillon fédéré, étant à la porte Maillot, est blessé le 8 avril dans l'après-midi par plusieurs fragments d'un obus qui éclate à ses côtés.

Il est transporté de suite à la Charité, où on constate les blessures suivantes :

Sa fesse gauche présente une plaie transversale nette qui traverse le grand fessier et se continue par un énorme canal pouvant laisser pénétrer toute la main et aboutissant à la région inguino-crurale en dehors : là le psoas et le triceps sont déchirés et laissent voir une plaie irrégulière et contuse où le poing fermé peut entrer. On reconnaît bientôt que le col du fémur est emporté presque entièrement : la capsule articulaire est ouverte, mais la tête du fémur est dans la cavité cotyloïde ; le trochanter, brisé en plusieurs esquilles, se sent distinctement au fond de la plaie.

Il existe en outre une plaie contuse fort étendue, quoique peu profonde, à la région lombaire gauche : le sourcil et la région temporale sont également blessés et en ce point les téguments sont décollés sur une assez grande étendue.

Le malade est froid, livide, dans un état presque syncopal. Il a en effet perdu énormément de sang : la multiplicité de ses blessures, sa faiblesse, interdisent toute intervention chirurgicale ; on cherche à arrêter par ligature et tamponnement l'écoulement sanguin, mais il faut presque y renoncer à cause de l'énorme surface des plaies.

Le 9, le malade ne perd plus de sang, mais il a de fréquents vomissements ; le membre est très-raccourci, il est dans la rotation en dedans et dans l'adduction forcée. Le nerf sciatique est manifestement déchiré, il y a anesthésie de la face postérieure et externe du pied et de la jambe.

Le 10, il apparaît un peu d'épanchement dans le genou ; le soir, survient la fièvre traumatique.

Le 11, il y a de l'épanchement du genou : la fièvre est des plus intenses ; le malade meurt dans la matinée.

Les fédérés s'opposent à l'autopsie.

OBSERVATION XVII.

Plaie en séton à la fesse et à la cuisse gauches avec fracture du fémur ;
épanchement considérable du genou. — Mort.

Grenier, âgé de 61 ans, insurgé, entre le 23 mai à la Charité.

Atteint à la partie supérieure de la cuisse gauche par une balle de chassepot qui lui a fracturé le fémur, il se présente avec une plaie d'entrée admettant à peine le petit doigt, et une plaie de sortie plus large, située à la fesse.

Pour ne pas détruire un travail adhésif qui peut avoir débuté par les parties profondes, on ne fait aucune exploration et on ferme avec des bandelettes collodionnées la plaie antérieure.

Le 24, apparaît un épanchement dans le genou, qui, dès les premières heures, devient très-considérable.

Le 25 au soir, survient un phlegmon diffus, gangréneux, qui envahit en quelques heures tout le membre. Le malade meurt le 26 mai au soir.

L'encombrement de la salle des morts nécessite une évacuation anticipée de cadavres, et parmi ceux qu'on enlève se trouve celui de Grenier, dont nous ne pouvons ainsi faire l'autopsie.

OBSERVATION XVIII.

Fracture par coup de feu de la partie supérieure du fémur ; épanchement rapidement abondant du genou. Mort.

X..., fuséen de la Commune, blessé le 23 mai 1871, entre à l'hôpital le 24 au soir seulement ; le 25, à la visite, on le trouve dans l'état suivant (Saint-Joseph, n° 10) :

Le membre gauché est dans l'abduction et la rotation en dehors; il existe un léger raccourcissement qui alors ne dépasse guère 2 centimètres ; les parties molles tuméfiées empêchent de sentir les fragments, qui donnent néanmoins une crépitation très-nette. A la région antérieure de la cuisse est une plaie recouverte d'une escharre, large comme une pièce de deux francs. — A la fesse gauche un autre orifice plus petit et à bords bien nets se présente : le trajet ne laisse suinter que peu de sang et la suppuration n'est pas encore établie. En même temps on note un épanchement sanguin assez notable à la partie supérieure de la cuisse, un commencement d'ecchymose de la région trochantérienne, mais surtout une collection fluctuante très-abondante dans la cavité du genou gauche.

Ces divers phénomènes font reconnaître une fracture par coup de feu de la partie supérieure du fémur gauche; on immobilise le membre dans une gouttière, après réduction aussi complète que possible.

Le 26, l'infiltration sanguine sous-cutanée se propage à la partie inférieure et externe de la cuisse; — en même temps apparaît une fièvre traumatique intense; le pouls monte à 120, et la température à 39°,8. — M. Gosselin, néanmoins, ne croit pas encore certain que la fracture suppurera.

Le 30, le gonflement du genou, celui de la cuisse augmentent; le malade est dans un état adynamique, il expectore quelques crachats rouillés.

Le 3 juin, la fièvre augmente, le membre est tendu, chaud, l'état adynamique se prononce.

Le 5, M. Gosselin se décide à débrider les orifices du séton, il retire plusieurs esquilles, le genou est dans le même état.

Le 7, on passe un drain au travers du trajet; le genou paraît augmenter de volume.

A cette époque, forcé de m'absenter quelques jours, je perds le malade de vue, et à mon retour, j'apprends qu'il est mort et qu'on n'en a point fait l'autopsie.

OBSERVATION XIX.

*Plaie en cul-de-sac à la partie antérieure de la cuisse gauche avec
fracture esquilleuse sous-trochantérienne du fémur. Épanchement rapide
du genou. Mort. Autopsie.*

Mesnard (Pierre), garde au 84ᵉ bataillon fédéré, âgé de 54 ans, entre le
24 mai au n° 24 de la salle Saint-Joseph.

A la partie antérieure de la cuisse gauche est un cul-de-sac très-dé-
chiré conduisant au foyer d'une fracture qui a divisé le fémur en une
multitude d'éclats à sa partie supérieure : le gonflement tout autour de
la fracture est considérable et laisse supposer un épanchement de sang
considérable.

Le 26 seulement apparaît une collection de liquide dans l'articulation
du genou : cette articulation qui jusqu'alors n'était le siége d'aucune douleur, devient dès ce moment assez sensible.

En même temps on voit survenir tout à fait à la partie supérieure et
interne de la cuisse un phlegmon diffus qui prend bientôt des proportions
énormes.

Le 27, en effet, le malade est à toute extrémité. La partie supérieure
du membre est recouverte de larges plaques de sphacèle; le genou est
toujours le siége de l'épanchement, qui même a augmenté depuis la veille.

Le blessé meurt dans la journée.

Autopsie le 29 mai 1871.

On trouve une fracture du col du fémur qui est comminutivement brisé
de sa base à son sommet, la capsule articulaire est largement ouverte et
le ligament rond brisé.

Une infiltration sanguine énorme règne sur tout le pourtour de l'os,
surtout à la partie postérieure et externe du muscle vaste externe, et sous
le droit antérieur : à ce niveau, l'épanchement sanguin repousse le cul-
de-sac de la synoviale et fait en quelque sorte hernie à l'intérieur même
de la cavité articulaire.

Celle-ci contient une assez grande quantité de liquide séro-sanguin,
filant, visqueux, plus jaune que rouge néanmoins et ne présentant nulle
part trace de coagulation.

La synoviale ne paraît nullement enflammée, sa surface est lisse, unie,
seulement elle présente presque partout une coloration rouge, accentuée,
par places, au point de paraître bleue.

Cette coloration est évidemment due au sang infiltré sur sa face externe,

sang dont la présence est immédiatement démontrée par la ponction capil-
laire de la membrane séreuse qui alors le laisse suinter par gouttes,
et qui, au travers de son épithélium, permettait de le voir par transpa-
rence. Les cartilages sont en parfait état de conservation et ne sont même
pas colorés par imbibition.

L'épiphyse du fémur est injectée, son diploé diffère sensiblement de
celui de l'autre membre. La moelle est infiltrée de sang.

La veine nourricière de l'os est remplie par un caillot, par places déjà
en voie d'organisation.

Le 30 mai, M. Gosselin brise l'os en plusieurs fragments pour en étudier les lésions ; il constate d'abord que toute la partie supérieure (le huitième supérieur), à partir du foyer de la fracture, est infiltrée non point
de pus, comme dans l'ostéomyélite purulente spontanée, mais de sanie
exhalant une forte odeur gangréneuse. La matière huileuse de l'os a disparu
presque entièrement.

Dans le tiers moyen, du sang est extravasé dans le canal médullaire, dans
le tissu même de la moelle, où il constitue de véritables ecchymoses ; mais
ces altérations ne vont pas jusqu'à la partie inférieure de l'os, où existe bien
un peu de vascularisation, de congestion, mais où on ne trouve ni sang,
ni pus épanché ou collecté ; néanmoins dans toute la partie inférieure de
la diaphyse et même de l'épiphyse, la matière grasse des os a sensiblement
diminué.

OBSERVATION XX.

*Fracture vers le tiers inférieur de la cuisse droite avec épanchement
rapidement abondant dans l'articulation du genou.*

Guillon (Jean), tonnelier, âgé de 39 ans, en descendant une pièce de
vin d'une voiture, la laisse tomber sur sa cuisse, qui était arc-boutée en
avant. Il sent une douleur vive ; perd l'équilibre et tombe de côté, tandis
que le tonneau échappe de ses mains et roule d'un autre côté. Il est aussitôt relevé et on le porte le lendemain seulement à la Charité, salle Sainte-
Vierge, n° 28.

7 juin. La déformation, la crépitation, la mobilité sont des plus évi-
dentes et montrent une fracture siégeant au tiers inférieur de la cuisse
droite. Du reste, il y a peu de contusion des parties molles, peu de sensibilité spontanée ou lors de l'exploration ; mais une douleur vive très-
persistante occupe le genou. Celui-ci est gonflé ; le choc rotulien, la fluctuation ne laissent aucun doute sur l'abondance et la rapidité de production
de l'épanchement ; cet épanchement n'est pas sanguin ; il n'en a pas les

caractères, de plus la cause traumatique n'a pas porté sur le genou même.

D'abord placé dans une simple gouttière, le 9 juin on le place dans un appareil à double plan incliné, et dès lors l'examen de l'état du genou est difficile ou impossible. Néanmoins il faut noter la persistance très-grande de la douleur articulaire qui est tensive et parfois empêche le malade de dormir. Peut-être toutefois cette douleur est-elle due surtout à la pression exercée sur le jarret par l'appareil, pression qui est la cause d'un œdème considérable de tout le pied.

Le 29 juillet, on enlève le double plan incliné et le Scultet qui y est adapté, le membre est simplement posé sur le lit et on procède à son examen.

La jambe est légèrement fléchie sur la cuisse sans qu'il soit possible de l'étendre de suite d'une manière complète ; le cal est petit, solide ; le fragment supérieur y fait une légère saillie en dehors, et est ainsi la cause d'un certain degré de déplacement angulaire.

L'épine iliaque droite est alors un peu élevée. Pour mesurer le raccourcissement, les deux membres sont placés parallèlement entre eux et à l'axe du tronc, et perpendiculairement au bassin, tous deux dans un même degré de flexion. On note alors les dimensions suivantes :

	Droite.	Gauche.
De l'épine iliaque à l'angle externe de la rotule.	0^m,390	0^m,405

Le genou présente de la fluctuation et du choc rotulien ; il est, en outre, un peu engorgé et œdémateux ; comme circonférence on trouve :

	Genou droit.	Gauche.
Circonférence	0^m,370	0^m,340

Le 3 août, la jambe est complétement étendue sur la cuisse ; on peut faire exécuter au genou des mouvements de flexion peu étendus, il est vrai, mais sans douleur ; toutefois le malade ne peut enlever encore le talon de son lit. Du reste, le genou est toujours fluctuant et engorgé ; on recherche avec soin s'il présente des mouvements de latéralité, mais on n'en trouve aucun.

La mensuration donne les résultats suivants :

	Droite.	Gauche.
Épine iliaque à malléole interne.	0^m,800	0^m,835
— — — externe	0^m,830	0^m,865
Total du raccourcissement.		3 centimètres.

Circonférence du genou au niveau :	Droite.	Gauche.
1° De l'angle supérieur de la rotule	0^m,39	0^m,34
2° De l'angle inférieur de la rotule.	0^m,37	0^m,33

Le malade, qui est encore dans le service au commencement de septembre, ne présente plus que fort peu de raideur du genou.

Observation XXI.

Fracture de la cuisse droite au tiers inférieur sur un membre raccourci par une luxation congénitale ou ancienne de la hanche. Immédiatement épanchement considérable du genou.

Larguillier, âgée de 19 ans, entre le 21 mai à la salle Sainte-Catherine, n° 17. Cette malade, atteinte d'une déformation ancienne du membre droit, résultant d'une luxation coxo-fémorale congénitale, ou remontant tellement loin qu'elle a perdu le souvenir de la cause qui l'a produite, a glissé le jour même dans un escalier, est tombée et a roulé la hauteur de deux marches seulement.

Transportée à l'hôpital, on trouve le lendemain tous les signes d'une fracture de la cuisse au tiers inférieur s'accompagnant de peu de déplacement, de fort peu de contusion, mais déjà d'un épanchement considérable dans le genou.

On met le membre malade dans une gouttière et on l'y laisse pendant toute la durée de la consolidation ; la fracture fait peu souffrir la malade, mais l'épanchement du genou, qui est devenu énorme, lui cause des douleurs pulsatives quelquefois très-vives.

Le 11 août, jour où nous examinons les résultats de la consolidation, nous trouvons un cal petit et solide. Il n'y a que peu de déformation du membre ; l'affection ancienne empêche de mesurer l'étendue du raccourcissement.

Le genou droit est tuméfié, fluctuant ; il présente du choc rotulien ; il est un peu engorgé et surtout très-raide ; il ne peut guère fléchir que de 20 à 30 degrés ; le genou est encore un peu douloureux dans la marche, il y a quelques mouvements de latéralité.

La mensuration circulaire donne les résultats suivants :

	Droite.	Gauche.
Au niveau du bord supérieur de la rotule . . .	0^m,340	0^m,310
Au niveau de l'angle inférieur.	0^m,315	0^m,280

OBSERVATION XXII.

Ancienne fracture du col du fémur probablement traitée par la demi-flexion. Autopsie.

X...., âgé de 70 ans, entre le 4 septembre, dans la nuit, salle Saint-Jean, pour une brûlure immense, occupant presque tout le tronc, les deux membres antérieurs et une partie de la cuisse droite.

Il est dans le coma le plus complet et ne peut donner aucun renseignement. On peut remarquer néanmoins qu'il a un raccourcissement marqué, accompagné de rotation en dehors de la cuisse gauche, et que le genou correspondant est dans une demi-flexion qui ne peut être ramenée à l'extension. La lésion de la hanche doit être ancienne; un domestique, un peu faible d'esprit, qui accompagne le malade, ne peut nous dire autre chose, sinon que le malade a eu la cuisse cassée quelques années auparavant.

Il meurt dans la journée.

Autopsie le 7, à 9 heures et demie du matin.

Articulation coxo-fémorale. Il existe une fusion osseuse du fémur et du bassin : le trochanter n'est éloigné que de 2 centimètres du rebord cotyloïdien. Le col a disparu presque en entier; on ne peut affirmer où finit le bassin et commence le fémur.

Cela vient à l'appui de ce que nous avait rapporté le domestique. On peut donc reconnaître une ancienne fracture du fémur ayant entraîné une ankylose par fusion osseuse de l'articulation coxo-fémorale.

La diaphyse du fémur est intacte.

Le genou ne contient que peu de synovie normale; il y a une hypergenèse énorme de graisse péri-articulaire; en mesurant comparativement les cartilages diarthrodiaux du fémur, de la rotule et du tibia, on voit qu'ils ont diminué d'étendue dans tous les sens et de 5 millimètres au moins.

Mais l'obstacle à l'extension est dans les cartilages semi-lunaires retenus en arrière par la rétraction des ligaments latéraux et surtout croisés auxquels ils sont reliés par des adhérences plus intimes et par des expansions fibreuses plus étroites que celles que l'on observe à l'état normal. Quand on veut étendre le genou, en effet, on voit que ces ligaments, arrivés aux limites de la tension, empêchent les cartilages semi-lunaires de prendre la place qu'ils doivent occuper dans l'extension; dès lors ils s'interposent comme deux coins entre les surfaces articulaires et les empêchent de se correspondre sur une plus longue étendue.

On note, en outre, l'altération velvétique des surfaces *aux points qui ne sont soumis à aucune pression* des parties osseuses contiguës. Ces dernières altérations existent aux deux genoux et attestent un certain degré d'arthrite sèche qui enlève aux résultats de notre autopsie une partie de leur valeur. Néanmoins, à gauche, tous les mouvements se font bien, l'extension, la flexion sont conservées ; ce n'est qu'après avoir coupé les ligaments croisés à droite que nous pouvons mettre le membre dans l'extension ; et encore ce n'est qu'au prix de la séparation des surfaces articulaires du fémur et du tibia qui s'abandonnent dans cette position.

III

DEBUT DE L'ARTHRITE.

(APPARITION DE L'ÉPANCHEMENT.)

Nos observations nous ont fait admettre que toute fracture du fémur est nécessairement suivie d'un épanchement séreux dans l'articulation du genou; elles nous montrent en même temps que l'apparition de ce phénomène a lieu à une époque variable suivant les conditions dans lesquelles s'est produite la solution de continuité de l'os.

Ces différences tiennent soit aux lésions anatomiques de la fracture, soit à la constitution et à l'âge du sujet. Nous les envisagerons successivement.

De toutes ces causes, celle qui avance ou recule le plus constamment la date du début de l'épanchement est le *siége* même de la fracture. Les faits que nous citons concordent pour prouver que l'épanchement apparaît d'autant plus promptement que le fémur est brisé plus près de l'articulation. Nous avons vu traiter dans le service de M. le professeur Gosselin 16 de ces fractures pendant les années 1870-1871, et dans 4 de ces 16 cas, les seuls où la fracture siégeât au tiers inférieur de la diaphyse ou au-dessus de l'épiphyse (Obs. II, VIII, XX et XXI), l'épanchement fut manifeste avant que 24 heures se fussent écoulées. Les observations que M. Alison a réunies dans sa thèse confirment notre opinion très-arrêtée à cet égard; les 5ᵉ et 6ᵉ cas qu'il rapporte sont des exemples de développement dans les 24 heures d'un épanchement du genou à la suite de la fracture du fémur au tiers inférieur. Il faut bien que ce soit un phénomène tout à fait primitif pour qu'il ait été noté par Malgaigne (*Fractures et Luxations*, t. I, p. 731-732). Si, en effet, la constance de cette lésion, que je n'appellerai plus même une complication, a pu échapper à cet auteur, cela ne tient-il pas à ce que dans la majorité des cas l'épanchement ne s'est pas encore produit quand on enferme le malade dans un appareil et que les nécessités mêmes du traitement s'opposent dès lors à sa constatation? Au contraire, dans les fractures sus-condyliennes son apparition hâtive ne permet à aucun observateur attentif de le méconnaître : aussi a-t-il été signalé dans ces cas par la grande majorité des auteurs.

La fracture siége-t-elle plus haut, l'épanchement apparaîtra plus ou moins tôt suivant telle ou telle circonstance sur laquelle nous allons insister, mais d'autant plus tard que la solution de continuité sera située plus près du trochanter; pour s'en convaincre, on peut jeter les yeux sur le tableau dont nous faisons suivre ce paragraphe: nous y voyons en effet que, dans tous les cas où l'épanchement a paru dès le 1er jour, un seul excepté, la fracture siégeait au tiers inférieur. Au 2e jour apparaît l'hydarthrose qui dépend du tiers moyen et quelquefois du tiers supérieur; au 3e celle du tiers supérieur et des sous-trochantériennes ; celles-ci peuvent dans les conditions normales ne déterminer d'épanchement que vers le 8e jour. Le seul cas de fracture extra-capsulaire du col bien évidente que nous ayons observé ne présenta le phénomène qui nous occupe qu'au bout de 4 semaines. Nous ne pouvons rien affirmer encore sur la date du début de l'épanchement qui accompagne les fractures intra-capsulaires du fémur.

De deux fractures siégeant au même niveau, celle qui s'accompagne de *contusion des parties molles,* d'épanchement de sang interstitiel dans le tissu cellulaire ou les muscles, donnera plus rapidement lieu à un épanchement du genou que l'autre. Aussi voyons-nous généralement le gonflement du genou précéder les ecchymoses même les plus étendues, car plus l'épanchement sanguin se traduit au dehors par une modification énergique de la coloration de la peau, plus rapidement aussi le genou devient le siége de l'épanchement consécutif.

Comme les *fractures par cause directe* s'accompagnent en général de plus d'attrition des parties molles que celles qui reconnaissent une cause indirecte, les premières seront, ainsi que le montre notre tableau, plus vite suivies d'arthrite.

Mais parmi ces fractures il en est de plus contuses, de plus compliquées que les autres: ce sont les fractures par coup de feu. Celles-ci doivent entraîner un épanchement abondant et rapide; et c'est aussi ce que nous montrent nos observations. Le seul exemple que nous ayons d'épanchement consécutif à une fracture au tiers moyen apparu dans les 24 heures est celui d'un homme atteint de coup de feu à la cuisse (Obs. XIII). Deux fractures au tiers supérieur par coup de feu (Obs. XVII, XVIII) s'accompagnent dès le surlendemain d'un épanchement; les fractures trochantériennes et sous-trochantériennes produites par des éclats d'obus (Obs. XV, XVI, XIX) entraînent au bout de 3 jours l'épanchement qui n'apparaît qu'au bout de 8 jours dans les fractures par autres causes (Obs. VI, VII). Si du reste je n'avais pas résolu de ne m'appuyer ici que sur des observations personnelles, je pourrais citer les cas mentionnés par M. Alison sous les numéros XIX, XX, XXI, XXII, XXIII, cas qui sont autant d'exemples de [fractures du fémur à sa partie moyenne par causes directes (chute d'un corps lourd, coup, etc.) et dans lesquels l'épanchement s'est formé déjà le 1er jour.

L'*âge du sujet* n'est pas non plus sans influence sur l'époque à laquelle débute l'arthrite du genou. Des malades soumis à notre examen, trois seulement étaient encore des adolescents. Tous les trois ont présenté de l'épanchement avant le 4e jour: l'un d'eux (Obs. XXI), âgé de 19 ans, dès le 1er jour; le second, (Obs. IV), âgé de 14 ans, le 2e jour, quoique la fracture siégeât au tiers moyen et ne s'accompagnât d'aucune contusion; le troisième (Obs. I), chez qui l'os était brisé au tiers supérieur, le 3e jour seulement.

La thèse de M. Alison pourrait sur ce point nous fournir des indications utiles: nous y constatons en effet que les enfants présentent de très-bonne heure l'épanchement articulaire: que l'apparition de ce phénomène suit toujours l'accident de moins de 72 heures. A ce propos notre collègue insiste particulièrement sur ce point que l'épanchement apparaît d'autant plus tôt qu'il est plus abondant. Ainsi que nous le dirons, ce rapport entre la quantité et la rapidité de production du liquide est exact, mais il n'y a lieu d'établir entre ces deux caractères, abondance et formation hâtive, aucune relation de cause à effet: l'un et l'autre dépendent en effet des conditions mêmes de la fracture ainsi que du terrain sur lequel s'exercent les phénomènes de réparation.

Pour ce qui est des affections générales ou locales qui peuvent avoir favorisé l'action de la cause traumatique, nous ne savons quelle peut être leur importance au point de vue de l'arthrite du genou; car nous n'avons été à même d'observer aucun cas où le fémur fut atteint d'une affection organique antérieure.

On nous pardonnera d'avoir autant insisté sur les circonstances qui modifient l'époque à laquelle se révèle la présence du liquide dans l'articulation du genou, quand, en traitant de la physiologie pathologique de ces épanchements, nous tâcherons de montrer la lumière que la marche de la maladie peut jeter sur la question si difficile à trancher de son mode de production.

Voici donc un tableau qui résume nos observations en ce qui concerne l'époque à laquelle apparaît l'épanchement articulaire et débute par conséquent l'arthrite.

Obser-vations.	Age.	Situation de la fracture.	Contusion.	Cause.	Date du début.
II.	44 ans.	Tiers moy.—tiers inf.	Forte	?	
VIII.	33 »	Tiers inférieur	Légère . . .	?	
XIII.	41 »	Tiers moyen	Forte	Coup de feu . . .	Dans les 24 heures.
XX.	39 »	Tiers inférieur	Légère . . .	Directe.	
XXI.	19 »	Tiers inférieur	Légère . . .	Indirecte. . . .	
IV.	14 »	Tiers moyen	Légère . . .	?	
XVII.	61 »	Tiers supérieur . . .	Plaie étroite.	Coup de feu . . .	Dans les 48 heures.
XVIII.	(?)adulte	Tiers supérieur . . .	*Idem.*	*Idem*	
I.	13 ans.	Tiers m. — tiers sup.	Légère . . .	Directe.	
XV.	45 »	Sous-trochantérienne	Forte	*Idem*	Dans les 72 heures.
XVI.	36 »	Trochantérienne . . .	Plaies énormes	Par éclat d'obus.	
XIX.	54 »	Sous-trochantérienne	Très-forte. .	Par coup de feu.	
III.	48 »	Tiers moyen	Forte	Indirecte.	Les premiers jours
XII.	23 »	Tiers supérieur . . .	Plaie étroite.	Coup de feu . . .	(indéterminé).
VII.	43 »	Sous-trochantérienne	Forte	Indirecte.	Dans les 8 prem. jours.
VI.	52 »	Col fém. int.-capsul.	Faible. . . .	Indirecte.	Dans les 4 prem. sem.

DES SIGNES

QUI CARACTÉRISENT L'ARTHRITE DU GENOU

ET SPÉCIALEMENT DE CEUX QUI RÉVÈLENT L'ÉPANCHEMENT.

Soit un malade atteint de fracture du fémur; au bout d'un certain temps apparaît un épanchement qui occupe la cavité du genou et dont les signes ne diffèrent pas beaucoup de ceux que l'on trouve dans les hydarthroses à marche rapide. Ces signes sont tirés de l'examen direct du membre ou de la considération des troubles fonctionnels dont il est le siége. Les premiers, ou signes physiques, ne manquent jamais.

Signes physiques. Au début les *téguments* n'ont encore subi aucune modification. La peau n'est pas rouge; elle glisse sur les parties sous-jacentes sans présenter d'induration, de gonflement ou d'œdème. En un mot, pendant les premiers temps du traitement, il n'existe point encore d'engorgement du genou; aussi les phénomènes caractéristiques qui révèlent l'accumulation de liquide sont-ils plus faciles à constater à ce moment, tandis que plus tard on éprouvera quelque peine à les distinguer au milieu des autres lésions que produisent soit le travail de consolidation, soit les moyens employés pour l'obtenir.

La *déformation* caractéristique du genou se montre d'abord: il y a comme dans l'hydarthrose ordinaire un effacement des saillies et des dépressions que l'on remarque lorsqu'on examine un genou normalement conformé: le cul-de-sac supérieur de la synoviale est manifestement rempli par un liquide qui bientôt peut sur les côtés comme déborder la rotule : le tendon rotulien lui-même est soulevé et la synovie s'épanchant jusque dans les culs-de-sac latéraux qui entourent les condyles, s'y révèle par l'augmentation du diamètre transversal du genou. Celui-ci a dès lors une forme sphéroïdale qui annonce de loin la cause dont elle dépend.

La *position* du membre même est changée. Que celui-ci soit abandonné à lui-même sur un coussin, la jambe se mettra naturellement dans la demi-flexion sur la cuisse : cette demi-flexion jointe au poids du pied entraînera le membre dans la rotation en dehors ; de là augmentation du déplacement suivant la circonférence ainsi que du déplacement angulaire ; nous reviendrons sur le rôle que joue l'épanchement du genou dans la production des déplacements quand nous examinerons son influence sur les terminaisons et le traitement des fractures de cuisse.

Le *volume* et la *circonférence* surtout se trouvent augmentés au genou. Le résultat des mensurations que nous avons faites dans les divers cas observés, nous a confirmé dans l'opinion que l'augmentation de circonférence du genou malade variait comme moyenne de 20 à 30 millimètres, 15 environ dans les cas où l'épanchement était le moins prononcé, très-exceptionnellement, dans un seul cas, elle s'élevait à 5 centimètres (Obs. XX).

Ces variations dans le volume tiennent, pour les premiers temps du moins, à plusieurs causes, d'abord au siége de la fracture. Nous voyons en effet que chez tous nos malades atteints de fracture au tiers inférieur ou sus-condylienne l'épanchement était des plus notables : celui qui nous a présenté 5 centimètres d'augmentation avait une fracture sus-condylienne ; les fractures sous-trochantériennes, celles du col au contraire, n'entraînaient en général que bien moins de gonflement.

La violence de la cause traumatique, l'étendue des contusions qu'elle produit, nous ont également paru augmenter la quantité du liquide épanché; les fractures au tiers supérieur qui ont donné lieu à une hydarthrose abondante (Obs. VII, XV, XVII et XVIII) parmi les cas que nous avons observés étaient des fractures par coup de feu, balle ou éclat d'obus.

Enfin toutes choses égales d'ailleurs, l'épanchement nous a paru plus abondant chez les jeunes sujets (Obs. I, IV, XXI), soit absolument, soit d'une façon purement relative et en tenant compte du degré de développement du membre blessé.

L'on conçoit pour quelles raisons nous n'avons pas voulu dire avec M. Alison que la date du début de l'affection qui nous occupe fût sous la dépendance de la quantité du liquide épanché; l'une et l'autre sont modifiées par les mêmes causes, dès lors tout épanchement abondant se révélera de bonne heure sans qu'il y ait de filiation ni de relation de cause à effet entre les deux phénomènes.

Puisque nous sommes à parler de la thèse de M. Alison, il ressort clairement des chiffres qu'il a donnés que, chez l'enfant, l'épanchement augmente la circonférence du membre de 3 à 5 centimètres, par conséquent autant, sinon plus, que chez la majorité des adultes; or la cavité articulaire chez le premier étant manifestement plus petite que chez les seconds, la quantité de liquide qui produirait une même augmentation de circonférence serait relativement beaucoup plus considérable. De plus, nos observations nous montrent que l'épanchement est plus marqué en général chez l'adolescent que chez l'adulte; en joignant à cette remarque les faits cités par M. Alison, nous conclurons que l'épanchement est d'autant plus abondant que le sujet est plus jeune. Notre collègue dit pourtant avoir observé (p. 14) que l'épanchement était habituellement moins considérable chez les enfants au-dessous de 2 ou 3 ans. Sans vouloir discuter ici des faits que nous n'avons pas vus et qui ne sont relatés que d'une façon très-sommaire, nous pensons que M. Alison n'a peut-être pas assez tenu compte de l'exiguïté du genou chez les très-jeunes enfants, et surtout de diverses circonstances telles que la cause, qui est peu énergique chez eux, tandis que, chez

4

la plupart des sujets âgés de 3 à 15 ans dont il rapporte l'histoire, elle était sinon directe, du moins très-violente : coup de bâton, passage de roue de voiture (*l. c.*, Obs. I et II, etc.).

Voici un tableau dans lequel nos observations sont classées suivant l'abondance de l'épanchement qu'elles mentionnent.

	Observations.	Siége de la fracture.	Age.	Contusion.	Causes de la fracture.
Épanchement des plus abondants.	VIII.	Tiers inférieur. . . .	33 ans.	Modérée	—
	XIII.	Tiers moyen	41 »	—	Coup de feu.
	XX.	Tiers inférieur. . . .	39 »	Modérée	—
	XXI.	Tiers inférieur. . . .	17 »	*Idem*	—
Épanchement fort abondant.	I.	Tiers sup. — tiers m.	13 »	Très-modérée.	—
	IV.	Tiers moyen	14 »	*Idem*.	—
	XII.	Tiers supérieur . . .	19-22 »	—	Coup de feu.
	XV.	Sous-trochantérienne	45 »	Très-forte contusion.	—
	XVII.	Tiers supérieur . . .	61 »	—	Coup de feu.
	XVIII.	Tiers supérieur . . .	30 »	—	*Idem.*
Épanchement modéré.	II.	Tiers m. — tiers inf.	44 »	Modérée	—
	III.	Tiers moyen	48 »	*Idem*	—
	VI.	Col du fémur	52 »	Assez forte	—
	VII.	Sous-trochantérienne	43 »	Modérée	—
	XIX.	*Idem.*	44 »	—	Coup de feu †
Épanchement faible.	XVI.	Trochantér. et col . .	36 »	—	Coup de feu †

(† Mort très-rapide.)

Un épanchement abondant du genou se révèle toujours par des signes que nous retrouvons chez nos malades.

La *fluctuation* que l'on ne rencontre que dans les hydarthroses volumineuses ne nous a jamais fait défaut. Il faut pour qu'elle se produise que la synoviale soit distendue par le liquide et soulève les muscles et les plans fibreux qui la recouvrent. On ne doit pas oublier en effet que la synoviale est très-profonde et n'est accessible à l'examen qu'au niveau du cul-de-sac supérieur : bien que ce dernier soit recouvert d'une couche musculaire et tendineuse considérable, c'est néanmoins en pressant d'une main sur ce point, de l'autre sur la rotule que l'on aura le plus aisément la sensation de déplacement alternatif des doigts : en un mot c'est parallèlement à l'axe du membre et non perpendiculairement que l'on devra chercher la fluctuation.

Le *choc de la rotule* contre les condyles doit se manifester dans tous les cas où la fluctuation existe : pour l'obtenir il ne faut que bien moins d'épanchement, aussi nos observations nous montrent qu'il se révèle avant le signe que nous venons de mentionner et qu'il persiste après lui. Il y a ceci de particulier à noter, que plus on a de peine à constater le choc rotulien, plus l'épanchement est en général abondant. Dans l'observations du n° 16 de la salle Sainte-Vierge je rapporte à la quantité même du liquide épanché l'impossibilité complète où j'ai été plusieurs jours de sentir le choc rotulien, quoique la fluctuation fût des plus caractéristiques. L'abondance de l'épanchement dans la plupart des cas que j'ai observés était encore signalée par ce fait que pour obtenir la sensation du choc rotulien il n'était point nécessaire de chasser avec les doigts, comme on le fait généralement, le liquide des culs-de-sac dans la cavité synoviale.

Les *signes fonctionnels* des épanchements du genou sont de trois ordres. Les uns consistent dans l'impossibilité où se trouve l'articulation de fonctionner normalement; les autres dans la production de mouvements nouveaux dépendant du relâchement de l'articulation. Enfin la sensibilité spontanée ou provoquée du genou complète la série de ces phénomènes : ce dernier est le seul de tous les signes immédiats qui doive faire considérer l'épanchement du genou comme une véritable arthrite. On conçoit que dans une fracture de cuisse récente il soit impossible de rechercher, à plus forte raison de constater, si les mouvements de l'articulation sont conservés ou si elle en admet qui puissent être considérés comme pathologiques. Dans les fractures consolidées où cette partie de l'examen est possible, il y a lieu de discuter si la raideur ou la laxité trop grande de l'articulation est le résultat de l'épanchement ou de telle autre cause, telle que la méthode ou l'appareil employés pour amener la consolidation. Nous rejetons donc l'étude de ces phénomènes, qui dans tous les cas ne sont que des signes tardifs de l'hydarthrose, au moment où nous parlerons de la terminaison et des complications ultérieures des épanchements consécutifs aux fractures.

Mais les mêmes difficultés n'existent pas quand on recherche la *sensibilité* ou l'indolence de l'épanchement du genou. Que les auteurs soient muets sur ce point, cela n'a rien qui doive nous surprendre puisque la complication articulaire leur a échappé. Malgaigne pourtant, le seul qui l'ait reconnue, et dans les fractures sus-condyliennes seulement, Malgaigne dit que dans ces fractures l'hydarthrose qu'il suppose survenir à la suite des efforts faits pour vaincre la raideur du membre se développe «soit simple encore et presque sans douleur, soit avec la douleur et la tuméfaction de l'arthrite aiguë» (*l. c.*, t. I, p. 732). Mais voici que M. Alison, dont certainement l'observation a dû être exacte et complète, nous déclare que «les enfants ne se plaignent pas de leur genou et qu'aucun d'eux n'a jamais accusé aucune douleur à ce niveau» (*l. c.*, p. 10). A moins que, chez les enfants qui répondent mal et analysent imparfaitement leurs sensations, la douleur de la fracture ne masque celle du genou, il nous faut dès lors admettre que suivant l'âge il existe des différences notables à cet égard.

Que nous apprennent en effet nos observations sur ce symptôme fonctionnel, *la douleur?*

Dix de nos malades ont éprouvé une sensibilité non équivoque du genou: chez cinq d'entre eux ce signe n'a pu être recherché. Chez un seul les résultats de cette recherche furent négatifs.

Or l'hypothèse que l'âge n'est pas sans influence sur l'existence ou l'absence de la douleur nous semble appuyée par ce fait que cet examen négatif avait été fait chez notre plus jeune malade (13 ans); que chez celui qui n'était âgé que de 14 ans

(Obs. IV) on n'a pas constaté l'état de la sensibilité; que la douleur était au contraire assez intense chez la plupart des sujets âgés. A quoi tient cette influence de l'âge? est-ce à l'extensibilité plus grande des ligaments chez les jeunes gens? est-ce à la sensibilité moins développée des tissus péri-articulaires? est-ce à quelque différence dans le mode de production de l'épanchement lui-même? Il serait difficile de se prononcer sur ce point; mais il ressort clairement de ce que nous avons dit à propos de l'abondance de l'épanchement, que l'absence de douleur n'est pas causée par la quantité moindre du liquide; nous avons en effet démontré que chez les jeunes sujets la sérosité était versée en proportion relativement plus considérable que chez les individus plus âgés.

La douleur du genou s'est tantôt montrée dès le début: tantôt quelque temps seulement après l'apparition de l'épanchement. Remarquons ici que les cas où nous l'avons indiquée comme survenue après un certain temps sont précisément ceux où une contusion intense et une douleur locale vive au niveau de la fracture pouvaient masquer l'intensité relativement moindre des phénomènes du genou.

Néanmoins cette douleur nous a paru plus marquée quand la fracture siégeait au voisinage de l'articulation, notamment au tiers inférieur. Ces cas qui se sont présentés à notre examen parmi les plus tranchés au point de vue de l'examen physique, sont certainement aussi les plus douloureux. A ce point de vue les malades qui font le sujet des observations II, VIII et XX sont dignes d'intérêt. En résumé, à part les conditions d'âge qui ont une influence marquée sur le degré de la douleur produite par l'épanchement, celle-ci nous a paru d'autant plus considérable que l'épanchement était plus abondant et s'était formé plus rapidement.

Quant aux caractères mêmes de la douleur, elle est généralement fixe comme celle de l'hydarthrose; elle a son siége au niveau du condyle interne du fémur. Elle est surtout tensive et gravative, la pression l'exagère peu, mais la demi-flexion du membre, qui relâche la synoviale, loin de la soulager paraît l'augmenter.

Dans quelques cas plus rares la douleur est même pulsative (Obs. XXI), mais généralement elle n'est lancinante que dans les mouvements. Nous verrons, en traitant de la marche, qu'avec le temps et le traitement, elle change de nature tout en persistant souvent très-longtemps. Je termine ce qui a rapport à ce signe en indiquant synoptiquement les cas où nous l'avons rencontré.

	Obser-vation.	Acuité de la douleur.	Siége de la fracture.	Age du sujet.	Début de l'épanchement	Degré de contusion.
Pas de douleur.	I.	—	Tiers sup. — tiers m.	13 ans.	3 jours. . . .	Peu.
Douleur signalée dès le début de l'affection articulaire du genou.	VIII.	Assez grande.	Tiers inférieur. . . .	33 »	1 jour	*Idem.*
	XII.	Pas très-intense.	Tiers supérieur . . .	21 »	Indéterminé	Coup de feu.
	XIX.	Très-forte.	Sous-trochantérienne	44 »	3 jours. . . .	*Idem.*
	XX.	*Idem*	Tiers inférieur	39 »	1 jour	Contusion intense.
	XXI.	Moyenne.	Tiers moyen	17 »	1 jour	Peu.
Douleur signalée quelque temps après l'apparition de l'épanchement.	II.	Notable	Tiers m. — tiers inf.	44 »	1 jour	Contusion intense.
	VI.	Moyenne.	Col	52 »	8 jours. . . .	*Idem.*
	VII.	*Idem*	Sous-trochantérienne	43 »	4 semaines. .	*Idem.*
	XIII.	Intense.	Tiers moyen	41 »	1 jour	Coup de feu.
	XV.	Moyenne.	Sous-trochantérienne	45 »	3 jours. . . .	Contusion intense.
Douleur passée inaperçue ou non mentionnée dans l'observation.	III.	—	Tiers moyen	48 »	3 jours. . . .	Très-contus.
	IV.	—	Tiers moyen	14 »	2 jours. . . .	Peu contus.
	XVI.	—	—	—	—	Plaies par coup de feu. — Douleur générale. — Exploration difficile.
	XVII.	—	—	—	—	
	XVIII.	—	—	—	—	

V

DURÉE DE L'ÉPANCHEMENT.

Nos observations ici ne nous donnent que des résultats incomplets et insuffisants pour décider l'époque à laquelle disparaît le liquide qui distend la synoviale. Tandis, en effet, que M. Alison n'a pas noté un seul cas de fracture de cuisse où la résolution complète de l'affection du genou ne se soit faite sous ses yeux pendant le traitement et dans un temps qui variait entre le huitième et le quarantième jour à partir de la fracture, nous n'avons vu que trois cas dans lesquels le malade ait quitté l'hôpital sans emporter un épanchement articulaire persistant, et de ces trois cas l'un nous présentait pour cause une fracture par coup de feu. Dans cette observation, assurément presque unique, au bout de trois mois, le genou du côté blessé ne différait en rien de celui du côté sain. Un autre de nos malades vit disparaître l'épanchement au bout de trois mois également; un troisième en moins de huit semaines.

Nos autres malades partirent tous avec leur épanchement bien constaté, quelques-uns même (Obs. III) rentrèrent dans le service quelques mois après et en ressortirent avec leur collection articulaire. C'est du reste ce que devait nous faire présumer la thèse de M. Dethil dont nous avons déjà parlé. Dans son travail sur les résultats que donnent les diverses méthodes de traitement des fractures de cuisse, l'auteur dit à la vérité n'avoir examiné que dans seize cas sur quarante cet épanchement, mais nous ne pouvons rien en inférer sur la durée moyenne de l'hydarthrose consécutive aux fractures, ni conclure que les malades n'en présentaient point dans les autres cas, M. Dethil ne disant pas clairement s'il a toujours recherché avec soin ce phénomène.

Je relève encore ce fait que sur ces seize cas, un seul se rapportait à un jeune homme de 17 ans, les autres à des adultes de 37 ans et au-dessus. Cette circonstance, rareté de l'épanchement persistant chez les jeunes sujets, confirmerait du reste ce que nous pourrions déduire de l'examen comparé de nos observations et de celles de M. Alison, savoir que l'arthrite se termine d'autant plus vite que le sujet est plus jeune. Néanmoins dans la série de faits qui se sont présentés à notre étude, les jeunes malades de 13, 14 et 17 ans ont, comme les adultes de 40, 50 et 60, conservé leur épanchement jusqu'à la fin du traitement. Je pense pourtant que, vu le petit nombre de ces cas, mon observation, si elle ne confirme pas les résultats que paraît établir le travail que nous venons de mentionner, ne peut l'infirmer d'une manière absolue : nous continuerons donc à croire que, toutes choses égales d'ailleurs, l'épanchement se résorbe plus vite chez les jeunes sujets.

M. Alison établit que les épanchements considérables, débutant plus rapidement chez les enfants, disparaissent aussi plus tardivement. Il fixe à quinze jours la limite ultime pour les épanchements abondants, à huit ou dix pour ceux qui le sont peu. Tout au contraire nos observations VIII, XII et XV, les seules où nous ayons pu suivre l'affection articulaire jusqu'au bout, nous montrent l'épanchement très-considérable et douloureux. Dans deux de ces cas, en outre, il s'était produit avant le troisième jour, et, dans l'un, avant les vingt-quatre heures révolues. Ici encore nous ne contesterons pas les faits observés et bien observés, nous conclurons néanmoins que sous le point de vue de la durée les phénomènes diffèrent chez l'enfant et chez l'adulte, et que chez ce dernier, l'apparition hâtive, l'abondance et le caractère douloureux de l'épanchement ne paraissent pas forcément liés à une évolution ultérieure plus lente.

Le siége même de la fracture, dont dépend la date du début, ne paraît pas modifier la durée; en effet c'est chez un malade atteint de fracture sus-condylienne que le liquide s'est le plus rapidement résorbé.

Je résume ce paragraphe en disant que la durée généralement fort longue varie surtout en sens inverse de l'âge du patient, et suivant des lois qui ne nous sont pas parfaitement connues. Il est bien entendu que ce qui vient d'être dit ne s'applique qu'à l'épanchement et non à l'arthrite, dont il est un signe, et qui peut persister après sa disparition, dans une certaine limite du moins.

DURÉE DE L'ÉPANCHEMENT

DANS LES OBSERVATIONS CITÉES DANS CE MÉMOIRE.

Ayant duré plus de :	Plus ou moins longtemps que le traitement.	Observations.
4 semaines	Jusqu'à la fin du traitement	VII.
6 semaines	Idem.	VI.
8 semaines	Idem.	XX.
—	Idem.	IV.
—	Moins longtemps que le traitement.	VIII.
10 semaines	Jusqu'à la fin du traitement	I.
—	Idem.	II.
—	Idem.	XXI.
3 mois	Moins longtemps que le traitement.	XV.
—	Idem. (Fracture par coup de feu.)	XII.
4 mois	Jusqu'à la fin du traitement. (Fracture par coup de feu.)	XIII.
5 mois	Jusqu'à la fin du traitement	III.
Jusqu'à la mort du malade.	Fracture par coup de feu	XVI.
—	Idem.	XVII.
—	Idem.	XVIII.
—	Idem.	XIX.

VI

MARCHE.

De tout ce qui précède nous pouvons conclure qu'au point de vue de la marche, l'affection du genou consécutive aux fractures de cuisse présente deux variétés principales réunies à la vérité par un grand nombre de degrés intermédiaires qui atténuent la transition par laquelle on passe de la première à la seconde.

Dans l'une, l'épanchement apparaît de bonne heure, atteint bientôt un point élevé, s'accompagne alors de sensibilité et même de vive souffrance. Tel est l'épanchement qui fait suite aux fractures du tiers inférieur, lorsque la cause traumatique a laissé après elle des phénomènes de forte contusion, surtout si le malade n'a pas encore dépassé l'âge de l'adolescence. La présence du liquide dans ce cas est encore manifeste bien après que la fracture est arrivée à parfaite consolidation.

Dans l'autre forme l'épanchement n'apparaît que tardivement, la douleur est souvent plus vive encore que dans le cas précédent, mais ces phénomènes disparaissent plus vite et plus complétement comme nous le ferons observer encore en parlant des terminaisons. C'est ce qui arrive dans les fractures de cuisse siégeant vers le tiers supérieur ou au-dessus, chez des adultes et lorsque la contusion concomitante est peu marquée.

Entre ces deux types nous trouvons des intermédiaires, suivant que les conditions d'âge, de siége de la fracture, de contusion des parties molles, seront combinées d'une manière ou d'une autre. Quelle que soit celle de ces formes à qui l'on ait affaire, il importe d'insister sur les considérations suivantes :

1° L'épanchement ne nous a jamais paru précédé de phénomènes d'arthrite aiguë; la douleur, surtout celle des premiers jours, peut s'expliquer par la distension de l'articulation. L'inflammation chronique ou subaiguë dont l'existence est manifeste semble succéder à l'hydarthrose et non la déterminer.

2° On ne doit, en aucune façon, faire de distinction entre les épanchements consécutifs aux fractures simples et ceux qui accompagnent les fractures ouvertes et spécialement celles qui sont produites par coup de feu. Sans contester ici la valeur des recherches anatomo-pathologiques de M. Muron, nous nous bornons à faire remarquer qu'au point de vue clinique aucune différence, si faible qu'elle soit, ne sépare les épanchements produits par l'un et l'autre ordre de fractures; nous croyons, du reste, avoir prouvé que les conditions d'âge et de siége de la fracture avaient sur la marche de l'épanchement une influence bien autre que la cause directe ou indirecte, constituée ou non par une plaie d'arme de guerre.

3° Enfin, nous ferons observer que, si le membre est contenu dans un appareil, c'est quelquefois après la levée de ce dernier que l'épanchement atteint son plus haut point. Tel fut, par exemple, le cas que nous avons décrit dans l'observation n° XX. L'hydarthrose qui avait élevé la circonférence du genou malade de 3 centimètres seulement, lorsqu'on eut enlevé l'appareil, produisit une augmentation de volume de 5 centimètres. Ce fait, suffisamment médité, nous fait de suite comprendre l'importance des phénomènes mécaniques qui interviennent dans la production de l'affection qui nous occupe.

Il nous est néanmoins impossible d'adopter la manière de voir de M. le docteur Hennequin, qui, avec une obligeance dont nous le remercions vivement, a mis à notre disposition une statistique de dix-huit cas traités par son appareil (extension permanente).

A côté, en effet, des hydarthroses consécutives à la fracture, il croit avoir noté chez un certain nombre de malades l'apparition de l'épanchement seulement après la levée de l'appareil.

Dans une remarque qui suit l'un de ces cas, il fait observer que «l'épanchement articulaire était énorme et disparut pendant «l'extension pour reparaître ensuite. C'est un effet constant de «l'extension et de la compression élastique.»

Nous pensons que la cause de cette disparition ou plutôt de cette dissimulation de l'épanchement pendant le traitement est dans la position du membre qui se prête difficilement à la constatation. Chez nos malades traités par la demi-flexion, en effet, il a toujours fallu ramener le membre à l'extension pour prouver la présence du liquide.

Du reste, les tractions que M. Hennequin exerce sur la cuisse par l'intermédiaire de la jambe demi-fléchie écartent, comme nous le signalerons plus tard, les surfaces articulaires l'une de l'autre et augmentent ainsi la capacité de la synoviale.

Sans nier en aucune façon que la compression élastique puisse diminuer un épanchement qui reparaît plus abondant quand on la cesse, nous inclinons donc à penser que, dans les cas de M. Hennequin, l'hydarthrose était dissimulée par la position du membre et les tractions, plutôt qu'amoindrie en quantité.

Après avoir étudié l'arthrite dans sa marche, et malgré les différences inhérentes aux conditions où elle se produit, constaté l'identité de ses caractères, nous abordons l'histoire de ses terminaisons et des modifications fonctionnelles dont elle complique les suites des fractures de la cuisse.

VII

TERMINAISONS.

En parlant de la durée de l'épanchement intra-articulaire, nous avons fait remarquer le temps, souvent considérable, qui est nécessaire à sa résorption. Nous avons dit que onze de nos malades en conservaient encore un degré notable à leur sortie et que M. le docteur Dethil (qui en a compté dix-neuf cas), à l'asile de Vincennes, avait été amené à le considérer comme une des complications fréquentes des fractures de cuisse ou de leur traitement.

Pouvons-nous en conclure que parfois cet épanchement persiste? En aucune façon, puisque dans tous les cas de fracture datant de plusieurs années déjà et que nous avons examinés, l'épanchement ne se manifestait plus par aucun signe [1].

Il ne résulte pas, néanmoins, de ce que nous venons de dire, que l'hydarthrose ne laisse pas derrière elle des troubles anatomiques entraînant une gêne fonctionnelle plus ou moins durable, parfois permanente.

La lésion matérielle dont je veux ici parler est celle que les

---

1. J'ai pu néanmoins voir cette année, dans le service de M. le professeur Verneuil, un malade qui, atteint de fracture de cuisse il y a deux ans, portait encore un épanchement notable du genou. Cet homme présentait des arthrites sèches multiples, une, entre autres, des plus prononcées au coude du côté opposé, et il est probable que la disposition générale de l'économie était pour beaucoup dans la persistance et le passage à l'état permanent de l'inflammation du genou. L'autre genou était absolument dépourvu de liquide, mais présentait un peu de crépitation fine. Aucune des articulations envahies par l'arthrite sèche ne présentait d'épanchement.

auteurs désignent sous le nom peu clair d'*engorgement du genou*.
On sait que cette tuméfaction diffuse des parties molles qui
entourent l'articulation est fréquente à la suite et dans le cours
de l'hydarthrose ordinaire; le même empâtement se remarque
dans les tissus péri-articulaires à la suite des fractures de cuisse.
Il faut donc l'attribuer à l'arthrite qui toujours les accompagne. «L'épanchement articulaire, dit Malgaigne (*l. c.*, p. 731),
«entretient l'engorgement des parties molles et le fait per-
«sister souvent au delà même du temps requis pour la conso-
«lidation.»

Cet engorgement nous a paru d'autant plus marqué que
l'épanchement était plus abondant, et, ce qui revient au même
ainsi que nous l'avons fait voir, siégeait plus près de l'articulation du genou. Nos deux jeunes malades (Obs. I et IV) de 13
et 14 ans ne l'ont pas présenté; M. Alison ne le mentionne
pas dans sa thèse, nous pouvons donc supposer qu'il manque
chez les jeunes sujets ou est moins marqué chez eux.

Le fait le plus constant, la lésion la plus manifeste de cet
engorgement est un *élargissement de la rotule* qui paraît comme
aplatie, son diamètre transversal étant augmenté. Cette modification nous a paru fréquente, surtout chez les sujets avancés
en âge.

A côté de cet engorgement nous voyons les auteurs décrire
avec beaucoup de préoccupation les troubles dépendant de l'altération des fonctions du genou. C'est là un point qui n'a pas
tenté M. Alison, puisqu'il ne nous apprend même pas comment
ses petits malades marchaient ou du moins pliaient le genou
lors de la guérison. Or, je suis persuadé qu'ils étaient irrépro-
chables sur ce point et que chez aucun d'eux l'on n'aurait pu
noter *cette raideur du genou* qui, plus que le raccourcissement,
plus que l'atrophie du membre, fait le désespoir du chirurgien
et du patient.

Nous pourrions beaucoup nous étendre sur ce qu'on a dit de
la fréquence et des causes de la raideur articulaire ainsi que
des moyens d'y remédier. M. Chassaignac (Société anat., *Bul-*

letin, 1835), et après lui Gurlt (*Lehre der Knochenbrüche*, 1860), l'attribuèrent en partie aux adhérences anormales du cal aux plans fibreux et musculaires.

D'autres auteurs lui assignèrent pour causes des modifications survenues dans l'intérieur de l'articulation. Jean-Louis Petit admettait que la synoviale devenait le siége d'adhérences « parce « qu'on donne lieu à la synovie de s'épaissir faute de mouvements ». (*Maladies des os*, I, 339.) Le même auteur et Duverney pensaient que le cal s'épanchait dans l'articulation.

L'École de Hunter approcha plus de la vérité quand elle attribua à l'inflammation la production des adhérences articulaires et de l'ankylose partielle, causes de la raideur articulaire; et M. Teissier, en rejetant cette théorie comme celle des auteurs précédents pour lui substituer celle de l'immobilité, commit une erreur que démontra Malgaigne. Celui-ci pourtant ne repoussa pas complétement la manière de voir de M. Teissier, et nous pensons aussi que l'immobilité aide, si elle ne suffit pas, à produire la raideur du genou; seulement par un mécanisme différent de celui qu'admettent ces deux auteurs.

Nous ferons remarquer qu'un certain nombre d'épanchements chroniques qui siégent dans les séreuses entraînent, à la longue, et un épaississement de leurs parois, et une production de fausses membranes à leur surface. Il est donc rationnel d'admettre que l'on retrouvera ces altérations dans la synoviale lors de l'hydarthrose; et, en effet, les quelques autopsies dues à Dupuytren, Bonnet, etc., ont démontré ces lésions: il est vrai que dans les cas observés la maladie était fort ancienne et que l'épanchement qui accompagne la fracture du fémur ne persiste guère au delà de quelques mois, que la raideur se fait déjà sentir au bout de quelques semaines; mais alors déjà l'épaississement de la synoviale, le dépôt de fausses membranes à sa surface doivent avoir commencé à se produire. Or, l'expérience démontre que c'est dans l'extension que les surfaces articulaires sont le plus intimement appliquées, et l'épanchement qui, chez les adultes, distend la synoviale, augmente encore ce contact qui devient une véritable pression grâce à l'inextensibilité des ligaments articulaires. Que l'immobilité jointe à l'extension, conditions que réunit l'appareil de Scultet, soient employées comme méthode curative de la fracture et les fausses membranes se déposeront entre les extrémités contiguës des os qui concourent à former l'articulation, de telle sorte que tout degré de flexion devra nécessairement les tirailler et les distendre; de là la rigidité douloureuse qui se montre longtemps après la consolidation chez les adolescents, de là ces tiraillements incessants qui peuvent entretenir l'arthrite et ramener même un certain degré d'hydarthrose. (Malgaigne, *l. c.*)

L'observation XXII nous en donne un exemple: là en effet, à la suite d'une demi-flexion prolongée (ce qui rend la chose encore plus frappante), nous avons trouvé des adhérences si intimes entre les ligaments croisés et les cartilages semi-lunaires, que ceux-ci ne pouvaient glisser en avant pour prendre la place qu'ils doivent occuper dans l'extension, et s'interposant entre les condyles du fémur et les tubérosités tibiales à la manière d'un coin, rendaient cette position impossible. Or, dans l'extension, bien plus fréquemment, bien plus aisément, l'inverse peut avoir lieu. On sait que le pourtour des cartilages semi-lunaires adhère en avant à la synoviale: si celle-ci s'indure, s'épaissit, se rétracte, si elle se recouvre de néo-membranes, les cartilages ne pourront glisser en arrière comme cela est nécessaire pour que la flexion s'opère, retenus qu'ils seront par des adhérences de nouvelle formation.

Nous n'en sommes point encore à discuter la nature de l'épanchement dans les fractures de cuisse; mais nous voulons, dès à présent, insister sur une considération qui nous paraît de la plus haute importance. Ces lésions dont dépend la raideur du genou, de même que les symptômes douloureux immédiats dont nous avons parlé, sont forcément attachées à une altération inflammatoire de la synoviale, à une arthrite. Quelles que soient les causes mécaniques et leur influence sur la production de ces phénomènes, on ne saurait les comprendre sans l'intervention d'une lésion vitale qui est l'inflammation. Nous croyons néanmoins pouvoir affirmer que cette inflammation n'est point la cause de l'épanchement, elle lui succède seulement, et l'arthropathie du genou qui avait débuté comme une simple hydarthrose entraîne à sa suite les altérations de l'arthrite plus ou moins aiguë du genou.

Après avoir appelé l'attention sur les conséquences possibles de l'extension, voyons ce que devient le membre dans la demi-flexion dans cette situation où les ligaments sont si relâchés qu'à l'état normal, le genou présente des mouvements de latéralité : les adhérences peuvent se produire, mais les fausses membranes qui les constitueront seront, pour la plupart du moins, relâchées quand par le fait de l'extension les os se correspondront plus intimement et sur une plus large surface. Dès lors diminution de la raideur articulaire et de ses conséquences. L'observation XXII montre pourtant que cette règle comporte des exceptions.

Chez l'enfant, chez le très-jeune adolescent, les phénomènes sont bien différents. Les ligaments, en effet, ne sont pas encore dépourvus de toute extensibilité. Le membre est-il dans l'extension, la cavité synoviale distendue ne pourra s'agrandir que si les ligaments cèdent, et ils céderont, car ils sont jeunes : les os s'écarteront ; dès lors plus d'adhérences entre les extrémités articulaires, ou s'il s'en produit, elles seront lâches, et s'étant en quelque sorte produites à distance, quand le liquide diminuera, que la cavité se rétrécira, que les os reviendront au contact, les fausses membranes flotteront plus ou moins relâchées dans l'articulation dont elles gêneront bien un peu les fonctions, mais sans les limiter dans un sens ou dans l'autre d'une façon absolue.

Alors apparaîtra un nouveau phénomène : les ligaments distendus ne reprendront pas aussitôt leurs dimensions premières et on notera *des mouvements de latéralité.*

Je trouve la confirmation de ces hypothèses, ou plutôt de ces vues, dans mes observations.

Le fait de l'antagonisme de la raideur et de la jeunesse, fait qui n'avait échappé à aucun des auteurs anciens (Bosia, Thèse, Paris, 1861), se trouve prouvé par cela même que nos jeunes sujets de 13 et 14 ans ne présentaient pas traces de gêne articulaire (Obs. I et IV).

Tous deux, en revanche, ont conservé, et assez longtemps, des mouvements de latéralité du genou, mouvements anormaux des plus marqués, dont nous n'avons pu constater la présence que chez deux autres de nos malades qui avaient été traités par l'appareil Hennequin.

Il faut observer que l'appareil Hennequin met artificiellement l'adulte dans les conditions qui, chez le jeune sujet, s'opposent à la production de la raideur. Sous l'influence de la traction continue, les ligaments articulaires, nos observations le prouvent, se laissent distendre, les surfaces articulaires s'écartent et les adhérences entre elles ne peuvent se produire ou sont au moins fort lâches.

Ces exemples me permettent d'affirmer que la raideur est produite principalement par des dépôts de nouvelle formation, des adhérences récentes sur le pourtour des surfaces articulaires, entre elles, les ligaments, la synoviale épaissie, qui manquent ou nuisent d'autant moins aux fonctions du membre que les surfaces articulaires sont en contact moins intime et moins prolongé pendant le traitement, par exemple, chez les jeunes sujets ou les malades soumis à l'application de l'appareil Hennequin.

Nous sommes ici amené à considérer l'influence que l'appareil employé pour obtenir la consolidation exerce sur la raideur consécutive à la fracture de cuisse, et, par conséquent, à discuter les différentes méthodes employées dans le traitement de cette affection. Or, si les questions d'appareil ont soulevé les contestations les plus vives, si l'on a multiplié les méthodes et les procédés, l'on a généralement négligé d'établir le but exact que doit se proposer le chirurgien qui applique les uns et pratique les autres. Il semble, en lisant tous les auteurs jusqu'à Malgaigne, qu'aucun d'entre eux n'ait eu autre chose en vue que la restauration de la forme du membre. Presque partout la question des fonctions du membre est passée sous silence; qu'on lise Percival Pott, Astley Cooper, J. L. Petit, Richerand, Boyer : corriger le déplacement, triompher du raccourcissement, tel est le but unique que doit remplir l'appareil, et Malgaigne, un des premiers, compte au nombre des indications dont on doit tenir compte dans le choix du bandage, « de garantir le membre « autant que possible contre les excoriations, les escarres, « l'œdème et l'ankylose » (*l. c.*, p. 247), encore ne traite-t-il que très-incidemment ce côté du problème et maintient-il que dans les fractures simples, la seule règle que puisse s'imposer le praticien est de maintenir les fragments immobiles et d'assurer leur rapport exact.

M. le professeur Gosselin, dans sa pratique des hôpitaux et dans ses leçons cliniques, ne cesse d'insister sur le double but que doit remplir une bonne thérapeutique dans les lésions du squelette : rétablir la forme, et rétablir la fonction. Assurément ce sont là des vérités qui peuvent paraître banales; il est pourtant nécessaire de les énoncer clairement puisqu'aucun auteur encore ne l'a fait, et que dans l'ouvrage même le plus considérable publié sur ce sujet en France, nous trouvons la phrase suivante au début du chapitre intitulé *Traitement:* « Le traitement des frac- « tures peut se réduire à deux grandes indications : réduire la « fracture et la maintenir réduite jusqu'à consolidation. » (Malgaigne, *l. c.*, p. 167.)

Nous n'avons point à nous occuper ici du rétablissement de la forme; c'est au point de vue de la fonction que nous jugerons l'appareil. Or, celle-ci peut être empêchée par trois des conséquences les plus fréquentes des fractures : la déformation, l'atrophie du membre, la raideur.

L'atrophie du membre, la déformation angulaire ou suivant la longueur n'intéressent pas notre sujet : nous citerons seulement touchant ce point les articles de M. le professeur Gosselin sur « l'irréductibilité et sur les déformations consécutives aux fractures des os longs» (*Gaz. hebd.*, t. VI, nᵒˢ 9-11, 1859); la thèse de M. Lejeune sur «l'atrophie musculaire qui leur est consécutive» (Th. Paris, 1859) et les quelques pages que Gurlt a consacrées à ces complications dans son ouvrage (t. I, p. 347, etc.). Nous ajouterons que l'influence du raccourcissement sur la gêne fonctionnelle nous paraît avoir été exagérée: «Au delà de 3 centimètres, dit M. Ad. Richard, les malades boitent et beaucoup» (*Pratique journalière*, p. 27). Nous ferons observer qu'un des malades dont nous citons l'observation (IX) avait 5 centimètres de raccourcissement, ne boitait pas et était maître d'armes vingt ans encore après s'être cassé la cuisse; que si le malade de l'observation suivante (X) marchait au moyen de béquilles depuis dix ans, cela tenait non à son raccourcissement, de 3 centimètres au plus, mais à la raideur totale qui immobilisait son genou; que les jeunes sujets (Obs. XII), malgré un raccourcissement marqué, ne conservent presque aucune claudication trois mois à peine après une fracture par coup de feu. On est trop accoutumé à regarder le retour de la fonction comme un corollaire du rétablissement de la forme. Celle-ci, quoi que l'on fasse, reste souvent défectueuse, et il n'y a que bien peu de fractures du fémur qui guérissent avec moins de 3 centimètres de raccourcissement. Il en est de même pour la fracture de certaines autres diaphyses.

Dans bon nombre de cas le chirurgien ne peut triompher du déplacement, et la question n'est souvent pas une affaire d'appareils ni même de soins. Nous ne saurions mieux faire que de citer les termes mêmes dans lesquels M. le professeur Gosselin développe cette idée: «L'empire de l'habitude et l'influence des «idées transmises par la tradition sont tels que chaque jour «nous voyons des malades et des médecins sourire en présence «des conformations défectueuses laissées par les fractures, et «accuser d'impéritie celui qui a dirigé le traitement; et que «souvent aussi nous voyons de jeunes chirurgiens proposer des «appareils nouveaux pour mieux corriger les déplacements et «les déformations qui sont irrémédiables, mais auxquels leurs

«maîtres leur ont fait croire qu'on pourrait et qu'on devait
«remédier....Dans ma pensée, un chirurgien attentif obtient
«avec des appareils simples tous les résultats qu'il est possible
«d'obtenir; les imperfections consécutives, s'il en observe,
«étaient inévitables, et c'est une illusion de prétendre s'en
«mettre complétement à l'abri. Telle est du moins la conclu-
«sion définitive à laquelle m'ont conduit més observations cli-
«niques et les investigations anatomo-pathologiques» (*l. c.*,
p. 168).

M. Gosselin attribue de même une faible part à l'action des
appareils dans la production de l'atrophie musculaire consécutive
aux fractures. «Je suis, dit-il, autorisé par mes observations à
«déclarer que la compression des membres, si elle contribue
«pour quelque chose à l'atrophie musculaire, n'en est pas la
«seule cause et n'en est même pas la cause principale.» Comme
exemple de cette atrophie, à l'appui de l'opinion de M. Gosselin,
nous citerons notre X[e] observation, dans laquelle le membre
fracturé il y a dix ans avait sur l'autre une infériorité de circonférence variant de 6 à 2 centimètres partout, sauf au genou qui,
au contraire, présentait 5 millimètres de pourtour en plus que
du côté opposé. Mais j'ai hâte d'arriver à ce qui est le fond de
la question qui nous occupe: Quels sont les appareils qui favo-
risent le plus la production de ces raideurs que nous croyons
la suite de l'épanchement du genou? Faut-il modifier le traite
ment pour les éviter? et dans ce cas comment et à quel moment faut-il intervenir?

Suivant M. Teissier, qui le premier a attaqué la doctrine
huntérienne de l'inflammation articulaire, l'immobilité seule
produit tous les accidents et par conséquent tous les appareils
participent aux mêmes inconvénients. Comme conséquence il
revient à la thérapeutique de Jean-Louis Petit, de Richerand et
de Boyer, aux mouvements communiqués à l'article «après la
«levée de l'appareil, qui peut même, dans ce cas, être levé plus
«tôt que de coutume» (J. L. Petit, *Maladies des os,* p. 373).
Volkmann, dans son récent article, est bien plus hardi et pense

que dès le début de la fracture il faut tous les huit ou dix jours imprimer des mouvements au genou, en fixant solidement l'extrémité correspondante de l'os fracturé, ou tout au moins changer la position du membre qui sera successivement placé dans l'extension, la flexion, la demi-flexion, etc. Malgaigne objecte à cette manière de voir les faits de MM. Cruveilhier et Kuhnholtz, où l'immobilité complète de la mâchoire inférieure produite par l'ankylose osseuse d'un de ses condyles avec la cavité glénoïde correspondante n'avait pu, au bout de 60 et 83 ans, entraîner la soudure de l'autre articulation.

C'est à l'extension surtout que M. Malgaigne rapporte la production des raideurs articulaires permanentes; quoiqu'il fasse dans ce cas jouer un certain rôle à l'inflammation adhésive, c'est la rétraction des ligaments surtout qu'il incrimine: «Dans l'ex-«tension forcée ce sont les ligaments du côté de l'extension qui «se trouvent relâchés et se raccourcissent davantage; ainsi le «genou longtemps tenu dans l'extension ne rattrape presque «jamais ses mouvements de flexion dans toute leur étendue» (Malg., *l. c.*, p. 136). Or si le fait est vrai, l'explication en est hasardée. Si en effet du côté de la flexion les ligaments du genou sont nombreux et puissants, ligaments latéraux, croisés, capsules des condyles, du côté de l'extension je crois avec tous les anatomistes pouvoir affirmer qu'il n'en existe point, et que la flexion n'est limitée que par un muscle, le triceps, continué par le tendon rotulien renfermant un os sésamoïde, la rotule, dans le dédoublement des plans fibreux auxquels il s'insère. Si le tendon rotulien se rétracte, le muscle est bien assez extensible pour compenser sa diminution de longueur, et si l'on veut admettre une rétraction capable de limiter la flexion, il faudra invoquer celle du triceps qui peut bien accompagner dans une certaine mesure l'atrophie partielle de ce muscle, mais constitue une affection spéciale bien différente par ses signes et par sa nature de la rétraction fibreuse où Malgaigne place l'obstacle principal au rétablissement des fonctions.

Ce n'est pas que l'extension ne soit en général responsable

d'une notable partie de la raideur articulaire. Nous en trouvons la preuve dans la thèse de M. Dethil qui a développé et appuyé sur ses statistiques la loi déjà posée par Malgaigne : «Tenir dans «une position moyenne toutes les articulations qui doivent «participer au repos du membre.» Les faits qu'il a observés à l'asile de Vincennes lui ont démontré que de toutes les méthodes celle qui fournissait le plus de raideurs rebelles était l'appareil de Scultet, que le Scultet suivi de l'application d'un bandage inamovible donnait des résultats meilleurs que l'épinarthécie, les gouttières venaient sous ce rapport immédiatement avant le double plan incliné, qui généralement n'en laissait aucune.

Nous sommes heureux d'avoir trouvé, en grande partie du moins, des résultats conformes à ceux qu'a notés cet auteur. En mettant à part les deux cas de fractures observées chez des enfants, cas que nous avons dit constituer une espèce qu'on ne saurait assimiler entièrement aux autres, nous avons remarqué que trois sortes d'appareils avaient laissé peu ou point de raideur du genou. Un d'eux, mal décrit par le malade, paraît avoir été une sorte de bandage de Scultet, mais très-imparfait; de plus nous n'avons vu le malade que 20 ans après sa guérison (Obs. IX), nous ne pouvons donc faire entrer ce cas en ligne de compte. Les deux autres sortes d'appareils employés dans cinq cas et qui ont fourni des résultats vraiment remarquables sont l'appareil Hennequin, employé dans deux cas (Obs. II et III), et le double plan incliné avec Scultet pour la cuisse seulement, tel que M. le professeur Gosselin l'a employé dans trois cas. Pour le dire en passant, ces faits plaident contre la théorie qui place la raideur du genou sous la dépendance de la pression des appareils et de la constriction circulaire (Obs. VII, XV et XX).

La gouttière, dans trois cas où nous l'avons vu employer, nous a donné des résultats mixtes, nos malades ayant conservé, l'un (Obs. XIII) beaucoup, l'autre (Obs. XXI) en certaine mesure, un troisième (Obs. XII) peu de raideur.

Mais dans les deux seuls cas où chez l'adulte nous ayons vu cette année les résultats que donne l'appareil de Scultet, nous avons trouvé une raideur totale, ne permettant aucun mouvement, et cela trois mois dans un cas, dix ans dans l'autre après le traitement.

En présence de ces faits, nous croyons que la théorie par laquelle nous expliquons la raideur qui suit l'épanchement du genou est justifiée sinon prouvée, mais surtout nous admettons formellement qu'au point de vue du rétablissement de la fonction le chirurgien doit dans les cas où cela est possible avoir recours à la demi-flexion, réservant, comme le fait M. Gosselin, la gouttière pour les cas de fracture compliquée ou par armes de guerre, cas où elle rend les plus grands services si on y ajoute la contention des fragments par la compression longitudinale médiate pratiquée sur toute la longueur des fragments, en en exceptant les parties les plus voisines du foyer de la fracture. Dans cette sorte de plaies du reste, mieux vaut s'exposer à des raideurs articulaires qu'ajouter, en les évitant, aux chances fatales que court le blessé.

Des deux appareils à demi-flexion que nous avons pu étudier, c'est assurément à l'appareil Hennequin qui, indépendamment de l'absence de raideur articulaire, assure une consolidation presque sans raccourcissement, que nous nous adresserions si, outre le prix et la difficulté de se procurer partout un appareil d'un mécanisme assez compliqué, il n'infligeait au malade des souffrances plus ou moins intenses suivant son degré de sensibilité, mais souvent vives et parfois intolérables. Ces douleurs qui sont permanentes, ne permettraient pas de le conserver et de songer même à l'appliquer dans bien des cas.

Il a néanmoins sur tous les autres appareils l'avantage énorme de permettre les mouvements du genou sans déranger la coaptation : peut-être dans les cas de fracture du fémur à sa partie inférieure serait-ce à lui surtout qu'il faudrait s'adresser pour éviter la raideur qu'il est si difficile d'éviter dans ce genre de blessure.

Nous lui préférerions en général le double plan incliné tel que nous le représentons dans notre VIIᵉ observation, puisqu'il joint aux avantages de la demi-flexion ceux de l'extension, c'est-à-dire une contention parfaite au moyen d'un appareil de Scultet surajouté à sa partie supérieure. Nous observerons que les doubles plans qu'emploie M. le professeur Gosselin dont nous ne faisons ici que rapporter la pratique, sont fort larges et munis de rebords de 1 à 2 centimètres de hauteur seulement. On ajoute un drap fanon muni de lacs, d'attelles et de coussins, au-dessus on place sur toute la longueur de la cuisse une double rangée de bandelettes et de compresses imbriquées, et le membre malade, la cuisse enfermée dans le Scultet, la jambe entourée d'une bande modérément serrée sur une couche d'ouate, est fixé par deux bandes sur le plan incliné où il est en quelque sorte suspendu par le jarret. Notons, comme seule complication fâcheuse, l'œdème dû à la compression de la veine poplitée, œdème qui dans un cas a obligé M. Gosselin à retirer l'appareil.

Si, comme il faut s'y attendre, on trouvait après la levée de l'appareil une certaine difficulté et surtout quelque douleur dans la flexion, des exercices appropriés en auraient le plus souvent raison. Cet état néanmoins pourrait subsister et devenir permanent comme notre observation XXII nous le montre, prouvant que pour les fractures il n'est point de méthode qui puisse se vanter d'être à l'abri des insuccès et de ne pas connaître de mauvais cas.

Nous ajoutons à ce court aperçu un tableau résumant les terminaisons obtenues et les appareils employés dans les cas que nous avons observés.

Observations.	Age du malade.	Épanchement persistant.	Engorgement du genou.	Raideur articulaire.	Mobilité latérale.	Appareil employé dans les divers cas.
I.	13 ans.	Notable.	Nul	Nulle	Très-marquée.	Scultet.
II.	44 »	Moyen	Assez marqué.	Très-faible, $^2/_3$.	Faible	Hennequin.
III.	48 »	Notable.	*Idem.*	*Idem*, $^3/_4$.	*Idem.*	*Idem.*
IV.	14 »	Moyen	Nul.	Nulle	Très-marquée.	Scultet.
VI.	52 »	*Idem*	Manifeste	Extrême.	Nulle	*Idem.*
VII.	43 »	*Idem*	Léger	Très-faible	*Idem.*	Double plan.
VIII.	33 »	*Idem*	Très-notable.	(Pas explorée.)	*Idem.*	Scultet.
IX.	70 »	Nul (après 26 ans).	Nul.	Nulle	*Idem.*	Attelle externe(?)
X.	69 »	Pas noté	*Idem.*	Totale.	*Idem.*	Scultet.
XII.	22 »	Nul.	Faible.	Très-faible, $^3/_4$.	*Idem.*	Gouttière.
XIII.	41 »	Peu abondant	Considérable	Très-marquée.	*Idem.*	*Idem.*
XV.	45 »	Nul.	Faible.	Très-faible, $^5/_6$.	*Idem.*	Double plan.
XX.	39 »	Moyen	*Idem.*	*Idem.*	*Idem.*	*Idem.*
XXI.	19 »	Abondant	Marqué	Marquée, $^1/_3$.	Très-faible	Gouttière.

NOTA. Les chiffres placés dans la colonne « Raideur articulaire » indiquent le degré de flexion possible. $^3/_4$ indique que les $^3/_4$ de la flexion étaient possibles, $^1/_3$, que le genou ne pouvait atteindre que $^1/_3$ de la flexion normale, etc.

VIII

CAUSES DE L'ÉPANCHEMENT.

Si l'on considère l'époque à laquelle on note le plus souvent l'apparition de l'hydarthrose consécutive à la fracture du fémur, si l'on songe que dans la plupart des cas où on la constate, soit au début et quelques heures à peine après l'action de la cause traumatique, soit au bout de plusieurs mois lorsque la fracture étant consolidée on lève les appareils qui la maintenaient, on est tout d'abord disposé à lui reconnaître pour causes les violences exercées sur l'articulation du genou, soit par l'action qui a déterminé la fracture, soit par les moyens employés pour l'amener à consolidation. M. le docteur Hennequin pense même que dans la plupart des fractures du fémur ces deux sortes de causes entrent en jeu pour déterminer deux épanchements successifs, l'un antérieur à tout traitement, l'autre consécutif à la guérison.

Une articulation soumise à une violence mécanique peut, en effet, devenir le siége de deux sortes d'épanchements. L'un d'eux est la conséquence d'une arthrite aiguë produite par l'entorse. L'autre, bien différent, est dû à la rupture de vaisseaux sanguins résultant d'une déchirure de la synoviale. Il est facile de voir que l'épanchement, dans les cas qui nous occupent, ne présente pas les caractères de ces deux sortes de lésions.

Si dans quelques cas nous avons pu noter une douleur et même une douleur vive du genou, nous n'avons pu surprendre ce gonflement œdémateux péri-articulaire, cette chaleur, cette tension qui sont la suite de l'entorse. Nous ne pouvons donc attribuer l'épanchement rapidement abondant de la fracture à une inflammation traumatique aiguë de l'articulation qui se révélerait certainement par les signes que nous venons de mentionner et qui lui font toujours défaut.

Nous ne pouvons pas davantage en faire un épanchement sanguin; il ne fournit jamais la crépitation due aux caillots fragmentés que l'on trouve dans ceux-ci : de plus il suit une marche bien différente, mettant des jours et des semaines parfois à parvenir à son plus haut degré, à l'encontre de l'épanchement sanguin qui atteint en quelques instants tout le développement qu'il peut acquérir.

Mais surtout ne voit-on pas que cette violence exercée sur l'articulation ne se rencontre pas dans tous les cas de fracture de cuisse ? Qu'on lise dans nos observations ces nombreux exemples de fracture par cause directe, qu'on se rappelle surtout que les fractures par coups de feu s'accompagnent, comme les autres, d'épanchement, et l'on devra renoncer à invoquer une lésion primitive de l'articulation pour son point de départ.

On nous a objecté que les altérations graves découvertes par M. Muron dans le canal médullaire et jusque dans les épiphyses des os fracturés par une balle, empêchaient d'assimiler les fractures par arme de guerre aux fractures simples au point de vue de l'épanchement et que ces altérations de la circulation de l'os suffisaient peut-être pour entraîner une modification des sécrétions synoviales du genou. Ces objections tombent devant le fait souvent constaté par M. Ollier et tous ceux qui ont abordé la question difficile du rôle de la moelle dans la nutrition des os longs, que des lésions bien plus graves que celles dont M. Muron a cru pouvoir signaler la constance, des destructions, des cautérisations de la moelle de l'os, chez les animaux, n'entraînaient aucun des accidents qu'il a attribués à une commotion de ce tissu et dont il a tiré des conclusions opératoires bien capables, si elles étaient fondées, de faire renoncer les meilleurs chirurgiens d'armée à l'exercice de la chirurgie active.

Mais que l'on mette à part ces cas, je produirai encore à l'appui de mon opinion le fait observé par M. le professeur

Vulpian, de fracture par action musculaire chez une de ses malades de la Pitié qui n'en eut pas moins un épanchement très-rapidement abondant du genou. Quelle place pourrait tenir dans l'explication d'un cas semblable l'hypothèse d'une contusion du genou produite par la cause fracturante ?

L'épanchement est-il plutôt consécutif aux manœuvres du traitement ? Nous trouvons à cet égard, dans les œuvres de Jean-Louis Petit, un passage dont la physiologie moderne devait prouver la justesse : « *Le repos excessif d'une partie fait que la* « *sinovie s'accumule dans l'articulation; on sçait que le mouve-* « *ment des os ne contribuë pas peu au mouvement de cette liqueur* « *puisqu'il augmente sa fluidité et qu'il accélère son introduction* « *dans les pores absorbans. Le repos est donc cause de la quantité* « *excédante de sinovie qui peut ensuite produire l'Anchilose.* » (J. L. Petit, *Maladies des os*, t. I, p. 357.)

Frerichs et Virchow ont démontré récemment le fait que soupçonnait Petit : « Le mouvement et le frottement des surfaces « articulaires paraît influer beaucoup sur la composition de la « synovie; en effet, après le repos elle paraît plus aqueuse, « moins gluante, plus pauvre en mucus. Mais sa quantité paraît « fort augmentée en revanche. » (Frey, p. 186.)

Nous aurions donc mauvaise grâce à nier que le repos prolongé que nécessite le traitement des fractures, pût contribuer à augmenter la quantité de la synovie, mais il ne peut être la cause unique de ces hydarthroses considérables que nous devrions, si cela était, retrouver dans toutes les maladies qui nécessitent une immobilité absolue, et pour prendre l'exemple le plus frappant, dans les fractures de jambe, dans celles de l'humérus (Obs. XI), non moins que dans celles de cuisse.

La constriction circulaire, la gêne de la circulation en retour, la distension produites par les appareils peuvent être quelquefois aussi mises en cause comme nous l'avons dit en donnant les résultats de la pratique de M. Hennequin. Mais l'expérimentation surtout prouve clairement que l'hydarthrose est la suite et bien la propriété de la fracture du fémur, en démontrant que chaque fracture du fémur, faite en l'absence de toute autre lésion, de toute contusion surtout des articulations, entraîne forcément du quatrième au sixième jour un épanchement séro-sanguin dans l'articulation du genou.

C'est ce que nous avons essayé d'établir en fracturant la cuisse à des chiens et à des lapins ; pour y arriver sans risquer de maltraiter l'articulation du genou, nous avons été forcé par le peu de longueur de cet os et sa grande solidité chez ces animaux d'avoir recours à sa section avec une pince coupante, après incision modérée des téguments et décollement d'un interstice musculaire par la sonde cannelée. La solution de continuité des couches profondes des parties molles se réunissait par première intention en général, et nous n'avions plus affaire qu'à une fracture, simple désormais, et à une plaie suppurante de la peau parfaitement isolée de la solution de continuité des os par toute l'épaisseur du triceps. Voici quelques-unes de ces expériences.

Expérience I.

Chien adulte de taille moyenne.

Lundi, 6 juin 1870. On essaye de fracturer le fémur droit soit par la percussion directe sur son milieu qui porte à faux, au moyen d'un marteau recouvert de linge ; soit par des pesées faites sur la moitié inférieure, tandis que l'extrémité supérieure est fixée solidement et que le milieu de la cuisse repose sur le bord d'une table. Tous ces efforts sont vains.

Mercredi 8. Le chien marche aisément, il ne paraît pas souffrir ; les mêmes tentatives avec le même insuccès sont répétées par MM. Cavrille, Legros et moi.

Lundi 13. On essaye de briser le fémur à l'aide d'un appareil spécial (analogue à l'ostéoclaste) ; même absence de résultats. On ne s'arrête qu'après avoir exercé sur le genou des violences involontaires qui eussent ôté toute valeur aux résultats de l'expérience si elle eût réussi.

Jeudi 16. On fait une incision sur la face externe de la cuisse gauche ; on pénètre dans l'interstice du droit externe et du biceps, on le décolle, et arrivé au fémur, on le coupe avec la plus grande difficulté au moyen d'une pince coupante. Les muscles recouvrent immédiatement les extrémités osseuses ; on fait alors trois points de suture et on met un appareil composé d'attelles maintenues par une bande. Le chien défait immédiatement tout son pansement ; il meurt dans la nuit du 19 au 20 à la suite d'une lésion des pneumogastriques.

Autopsie, le 20. Cuisse droite : un petit peu d'ecchymose du tissu cellullaire sous-cutané ; muscles sains ; une ou deux ecchymoses du périoste autour de la partie moyenne du fémur ; celui-ci parfaitement sain. Dans le genou quelques gouttes de sérosité citrine, albumineuse, véritable synovie : la synoviale est intacte, saine, et présente un tout petit point ecchymosé au niveau du cul-de-sac supérieur.

Cuisse gauche : plaie superficielle en suppuration, réunie profondément. L'os est cassé à son tiers supérieur à peu près transversalement ; le fragment supérieur est dévié en dehors et en avant, l'inférieur se dirige directement en haut ; il y a un chevauchement de 3 centimètres. Tous les muscles sont infiltrés de sang ; le vaste interne tout entier présente une coloration noire ; à la coupe une quantité de sang s'en écoule. — Le périoste est rouge, ecchymosé par places, assez adhérent ; l'os est vascularisé déjà aux environs de la fracture.

L'infiltration sanguine se propage sans interruption avec un aspect gélatiniforme jusqu'au cul-de-sac de la synoviale.

L'articulation du genou contient au moins trois fois plus de liquide que celle du côté opposé ; ce liquide est plus fluide, rougeâtre, la synoviale est rouge et même noire par places, surtout au cul-de-sac supérieur. Les condyles sont colorés en rouge, le ligament adipeux de même.

A la coupe il y a une ostéomyélite et une infiltration sanguine intense du tissu médullaire dans tout le tiers moyen et le tiers inférieur de la diaphyse. La coupe des condyles est presque normale.

EXPÉRIENCE II.

Chien bouledogue adulte de forte taille.

Le 25 juin 1870, on lui casse le fémur gauche par le même procédé ; la section de l'os qui intéresse la réunion du tiers moyen au tiers inférieur a nécessité une incision un peu trop étendue des parties molles.

Le 2 juillet, on l'empoisonne par la strychnine.

Autopsie. La *cuisse droite* est parfaitement saine ; une sérosité à peine citrine, filante, remplit la synoviale du genou.

La *cuisse gauche* présente une suppuration de la plaie des téguments. Il existe un décollement notable entre le vaste interne et le vaste externe, le vaste externe et le droit antérieur ; cet espace communique avec le foyer de la fracture ; il est plein d'une abondante suppuration.

Le fragment inférieur, replié par l'action des jumeaux, regarde en arrière et en bas ; le supérieur en avant ; le déplacement existe donc suivant la longueur, l'épaisseur, la circonférence. Le fragment supérieur est dénudé dans l'étendue d'un demi-centimètre ; le périoste forme tout autour de cette dénudation des bourgeons fongueux ; il sort également de la moelle un véritable champignon suppurant de 3 à 4 millimètres.

Le fragment inférieur présente les mêmes altérations, mais moins marquées : la suppuration a fusé sous le vaste interne jusqu'au cul-de-sac synovial supérieur.

Le *genou* est plein de pus, louche, mal lié, sanguinolent ; les condyles sont injectés tandis que les tubérosités tibiales sont presque saines ; la synoviale est ecchymosée et bourgeonne déjà ; elle est friable ; on n'y trouve d'autre perforation qu'une seule produite par la dissection. Le creux poplité présente une fusée purulente.

Les muscles sont infiltrés de sang; leurs interstices suppurent. Les os sont sains, l'ostéomyélite est assez limitée au foyer de la fracture et à sa proximité. Les condyles ont l'aspect normal sur leur section.

EXPÉRIENCE III.

Lapin angora.

Lundi, 11 juillet 1870. On lui rase la patte droite; on fait l'incision de la peau, le décollement des muscles vaste externe et interne, la section du fémur, le tout sans écoulement sanguin notable; puis on réunit la peau par une suture entortillée.

18. On le tue en lui luxant la tête.

Autopsie. La peau suppure ainsi que la portion du tissu cellulaire qui avoisine l'incision. Les muscles sont parfaitement réunis, et présentent à peine une ecchymose au point par où l'on est parvenu jusqu'à l'os. Leurs interstices, leur intérieur sont remplis de sang infiltré ou coagulé. On note deux de ces fusées sanguines présentant un aspect gélatiniforme dont l'une atteint le cul-de-sac supérieur de la synoviale, l'autre le creux poplité.

Le fragment inférieur et le supérieur chevauchent: ils sont séparés par du muscle; le premier est un peu dénudé, le second ne l'est pas. Le périoste sur tous les deux présente un gonflement qui porte son diamètre à 5 millimètres environ; il est gorgé de sucs, mais ne présente ni ecchymose, ni infiltration sanguine. Au voisinage de la fracture il paraît tout à fait cartilagineux.

La moelle proémine à peine; elle est atteinte d'ostéomyélite assez limitée aux environs de la fracture.

L'articulation renferme une sérosité rougeâtre peu filante

6

très-abondante, tandis qu'elle est albumineuse et ressemble à du blanc d'œuf de l'autre côté.

La synoviale est infiltrée de sang et présente une injection vive, surtout autour du cul-de-sac supérieur. Au niveau du tendon du triceps, l'épanchement extra-articulaire est liquide encore; il se continue avec une souche sanguine en partie fluide, en partie coagulée, en partie organisée, qui recouvre la face externe du périoste et les interstices musculaires et se propage jusqu'au foyer de la fracture. Autour du genou cet épanchement n'est séparé de l'épanchement articulaire que par l'épaisseur de la synoviale qui *nulle part* n'est perforée. En plus d'un point il paraît déprimer cette membrane et faire comme hernie dans l'intérieur de l'articulation.

Les os sont sains; le tissu des épiphyses normal; quelques ecchymoses, l'injection sanguine sont d'autant plus marquées qu'on se rapproche davantage de la fracture.

Expérience IV.

Lapin de grande taille.

Le 30 septembre 1871, on lui fracture la cuisse gauche par le procédé ordinaire.

Autopsie le 5 octobre 1871.

Il y a une suppuration superficielle et profonde, mais qui ne va pas jusqu'au foyer de la fracture.

L'épanchement sanguin sous-tricipital et intra-tricipital est considérable, il va d'une part jusqu'au cul-de-sac supérieur de la synoviale, de l'autre jusque dans le mollet. Tout autour de l'articulation il a une consistance gélatiniforme; la synoviale est injectée, ecchymosée, et paraît comme refoulée par l'épanchement extra-articulaire.

Le genou renferme beaucoup de liquide sanguinolent; le grand cul-de-sac est très-distendu.

Les condyles ont leur aspect normal. Le périoste est déjà cartilagineux, la moelle très-dense aux environs de la fracture.

Ces expériences que j'ai multipliées en obtenant toujours les mêmes résultats, me paraissent suffisamment établir que l'épanchement du genou chez l'homme même reconnaît une cause plus constante que la contusion articulaire ou la gêne produite par un appareil. Cherchons donc la raison de ce phénomène dans les conséquences directes de la solution de continuité du fémur.

Celles-ci sont de deux ordres; les unes, qui surviennent aussitôt après la fracture, sont une modification notable de la circulation du périoste et de la moelle, due à la rupture d'un grand nombre de leurs vaisseaux, et un épanchement sanguin dont nos observations nous permettent de suivre la marche. Les autres résultent d'une inflammation de toutes les parties qui participent à la solution de continuité et même des tissus environnants, inflammation qui doit amener la réparation de l'os : ces derniers phénomènes sont consécutifs ou tardifs.

Il paraîtrait tout naturel, au premier abord, d'admettre que c'est par le périoste et par le tissu médullaire que l'inflammation se propageant à la synoviale, y détermine une arthrite et un épanchement; et, en réalité, on ne saurait disconvenir que dans certaines fractures sus-condyliennes où néanmoins la synoviale n'est pas directement intéressée, la promptitude avec laquelle apparaît l'hydarthrose, la douleur qui l'accompagne, son abondance ne soient dues à un certain degré d'arthrite de voisinage. Mais, sans compter qu'il serait difficile d'admettre la même explication dans les cas de fracture siégeant au tiers supérieur ou au trochanter, ne voit-on pas que cette inflammation devrait également se propager à l'articulation coxo-fémorale; que dans les fractures de l'humérus elle se retrouverait au coude et y déterminerait un épanchement; que sur le cadavre on constaterait tout au moins ces traces d'arthrite que l'on y peut rencontrer seulement lorsque l'épanchement a duré un temps déjà considérable ? C'est à ces différents points que répondent nos observations (Obs. XI à la p. 27), nos autopsies et nos quatre premières expériences. L'épanchement n'est donc pas la suite d'une arthrite par propagation.

Mais elle peut être le résultat du trouble apporté dans la nutrition de l'articulation du genou et dans la sécrétion synoviale par la rupture des vaisseaux nourriciers de l'os. Nous trouvons, en effet, dans le travail de M. Alison cette conclusion longuement appuyée: « La gêne ou l'impossibilité de la circu«lation veineuse entre les deux fragments osseux doit être in«voquée comme la cause principale sinon unique de l'hydar«throse du genou chez les enfants atteints de fracture de «cuisse» (p. 43).

Cette opinion, notre collègue la fonde sur des données anatomiques exactes; sur la connexion intime qui lie les vaisseaux veineux de la synoviale et ceux du périoste de l'épiphyse; ces derniers eux-mêmes, pénétrant en partie dans le tissu spongieux de la tête osseuse, vont afférer aux veines nourricières de l'os; et ainsi la fracture en divisant celles-ci apporterait un obstacle à la circulation en retour du genou et produirait une hydarthrose, de même qu'une ligature portée sur la veine fémorale déterminerait un œdème du membre inférieur.

Cette hypothèse, M. Alison n'a pu l'appuyer sur l'expérimentation; et nous-même nous avons dû nous borner à faire les recherches les plus indispensables pour déterminer d'une manière précise ce qui, dans sa théorie, doit être pris et ce qui doit être laissé. Nous croyons, néanmoins, que M. Alison a tiré d'un fait anatomique certain des conclusions physiologiques très-exagérées.

Pour ce qui est du fait anatomique, il est incontestable : autour du point où la synoviale se dédouble en quelque sorte pour se continuer par son feuillet interne avec le cartilage diarthrodial, par son feuillet externe avec le périoste, on voit de nombreux trous vasculaires qui traversent la mince lame compacte de l'épiphyse et qui donnent passage à des vaisseaux artériels et veineux qui vont se rendre des espaces diploïques à la synoviale même. Quelques-uns d'entre eux ont un volume considérable, et ce sont précisément ceux qui, au-dessus du cul-de-sac supérieur de la synoviale du genou, s'enfoncent dans le fémur à la partie inférieure de sa face antérieure, dans la dépression qui est située sur le prolongement de la rainure inter-condylienne. Par ces vaisseaux se fait une partie de la circulation en retour de la synoviale, et sont repris, dans une certaine proportion, les matériaux contenus dans la cavité articulaire : c'est du moins ce que semblerait prouver l'expérience suivante.

Expérience V.

Vieux chien terrier-boule, très-fort.

Le 17 août 1874, on injecte avec une seringue de Pravaz, dans la cavité du genou, 4 grammes d'une solution saturée de ferrocyanure de potassium : deux heures après l'animal est sacrifié.

L'urine est colorée en bleu de Prusse foncé par l'addition de quelques gouttes de solution étendue de perchlorure de fer. Ce réactif donne une coloration bleu-noir au sang et bleu sale à son sérum filtré.

Au genou on ne trouve plus traces de piqûre, on ne peut trouver de lésion de la synoviale ; il n'y a pas de sang épanché, mais seulement un peu de sérosité citrine ayant tous ses caractères normaux.

Cette synovie est colorée en bleu intense par la solution de perchlorure. Les cartilages, la synoviale de même, apparaissent d'un bleu magnifique, surtout au niveau des culs-de-sac synoviaux. Tout autour de l'articulation l'addition de perchlorure ne change pas la coloration des tissus.

C'est bien dans toute leur épaisseur et non-seulement à la surface que les cartilages sont teints par ce procédé, on les divise en plusieurs lamelles d'autant plus colorées qu'elles sont plus voisines de la cavité articulaire, il en est de même de la synoviale.

Au-dessus des cartilages, dans la fossette de la diaphyse qui correspond au cul-de-sac supérieur, se trouvent quelques points d'un bleu plus marqué : ce sont des orifices vasculaires.

L'os est scié ; puis mis dans une solution très-faible de per-chlorure. On le retire au bout de quelques minutes et on re-marque, en examinant avec soin la surface de section des épiphyses, trois ou quatre points bleuâtres qui se correspondent exactement dans les deux moitiés. Ils sont peu distants du bord de l'épiphyse ; on ne peut les suivre jusqu'à la surface de l'os ; la lame compacte limitante ne se colore pas, non plus qu'aucun autre point de l'os et du tissu médullaire ou du périoste ; les autres parties du squelette ne se colorent aucunement.

Il semblerait d'après cette expérience que nous eussions pu retrouver dans l'épiphyse des sels injectés dans le genou ; il faut néanmoins prévoir les objections très-fondées que l'on pourra faire à notre manière de procéder et aux conclusions que nous en pourrions tirer ; pourquoi la coloration bleue dans l'épiphyse n'était-elle pas régulièrement répartie ? Pourquoi tous les vaisseaux veineux de l'os, l'artère nourricière surtout, ne la présentaient-ils point ? Étions-nous sûrs que la coloration bleue remarquée en divers points de l'épiphyse n'était pas due à quelques parcelles de la surface des cartilages colorés en bleu et entraînés par la scie ? Nous croyons que cette dernière objection est écartée par la précaution que nous avons prise d'examiner la surface de section de l'os avant et après l'addition de perchlorure, les taches bleues n'y ayant apparu qu'au second examen, tandis que les cartilages étaient colorés en bleu avant que l'on eût donné le trait de scie. Quant à la répartition de la coloration bleue dans les vaisseaux les plus voisins de la synoviale, nous la pensons expliquée par la lenteur relative de la circulation dans ces petites veinules et par la proportion beaucoup supérieure dans laquelle le sel s'y trouvait mêlé au sérum du sang. Nous regrettons de n'avoir pu corroborer ou discuter cette expérience en en pratiquant de nouvelles sur le même sujet.

Mais tout en admettant la possibilité d'une résorption partielle des liquides du genou par les vaisseaux de l'os et du périoste, nous ne pouvons accepter la théorie pathogénique de M. Alison. Nous avons contre elle des faits expérimentaux et des considérations *à priori*.

L'obstacle au retour du sang dû à la rupture des vaisseaux du périoste, est-il suffisant pour produire un épanchement du genou? Après avoir lu avec attention tout ce qu'ont écrit Flourens, Ollier et autres, sur la destruction complète ou partielle du périoste, avoir suivi surtout les expériences où le fémur avait été l'objet de leurs recherches, n'avoir nulle part vu mentionner comme conséquence de cette lésion l'épanchement qui aurait toujours dû en être la suite, nous nous doutions que cette lacune ne pouvait être le résultat d'un oubli. Nous avons néanmoins voulu nous convaincre par nous-même qu'une destruction même étendue du périoste du fémur n'apportait pas un obstacle suffisant à la circulation veineuse de la synoviale pour produire une hydarthrose.

Expérience VI.

Lapin de petite taille.

Le 12 septembre 1871, on arrive jusqu'au fémur en décollant les muscles. Cet os est ruginé exactement sur tout son pourtour dans une hauteur de 2 centimètres à la réunion des tiers inférieur et moyen.

Le 18, l'animal est sacrifié.

Autopsie. La plaie superficielle suppure; les couches profondes sont réunies. Toutefois autour de la partie dénudée qui est actuellement nécrosée existe une cavité annulaire remplie de pus. Le périoste est gonflé au-dessus et au-dessous de ce point, adhère aux muscles et paraît, comme ces derniers, induré et comme cartilagineux par places. Il se retrouve avec tous ses caractères normaux à 1 centimètre de la région malade ; l'os qui se brise facilement en ce point renferme un tissu médullaire enflammé et rouge, mais cette altération est très-limitée ; dans le reste de la diaphyse, dans le tissu spongieux des épiphyses, il est à peine plus coloré que celui du côté opposé.

L'articulation du genou ne présente pas traces d'inflammation ; elle ne renferme pas plus de liquide que celle du côté sain, et ce liquide ne paraît nullement altéré dans sa composition.

Mais c'est dans la moelle de l'os que les ramuscules émanant de l'articulation se mettent en rapport avec les origines de la veine nourricière ; ce sont les lésions de la moelle aussi qui devraient le plus certainement produire l'arrêt de la circulation sanguine et l'exsudation du sérum du sang dans la cavité articulaire. Cette manière de voir, à laquelle nous avons renoncé parce qu'elle est incompatible avec les résultats obtenus dans les expériences que nous allons retracer, présenterait une explication séduisante d'un fait pathologique observé par Hermann Demme. Chassaignac, dans sa description de l'ostéomyélite spontanée diffuse, dit en effet avoir toujours noté un épanchement dans l'articulation située immédiatement au-dessus de l'os malade. M. Demme confirme cette opinion, mais ajoute que le fémur seul fait exception : en effet, dans dix-sept observations d'ostéomyélite du fémur recueillies par lui, il a trouvé seize fois le genou malade, et l'articulation coxo-fémorale dans un seul cas. Il explique ce fait par l'augmentation de pression du sang dans les vaisseaux de la synoviale, augmentation survenue sous l'influence d'une « ostéo-périosto-phlébo-thrombose[1] ».

Nous avons donc cherché à déterminer expérimentalement cette ostéomyélite, à détruire même les vaisseaux qui rampent dans le canal médullaire, afin d'y chercher l'explication des

---

1. *Arch. für Chir.*, III, p. 169. 1862.

faits révélés par Demme et de la théorie dont il est l'auteur; or, nos efforts ont été infructueux à produire cet épanchement.

EXPÉRIENCE VII.

Lapin de grande taille.

Le 21 juillet 1870, on arrive jusqu'au fémur par une incision de la peau et en décollant les muscles; alors, sans dénuder l'os, on le trépane au niveau de la réunion du tiers supérieur avec les deux tiers inférieurs; le canal médullaire étant ouvert, ce que révèle l'issue d'une certaine quantité de sang, on détruit la moelle en introduisant à plusieurs reprises à 3 centimètres de profondeur une tige flexible de cuivre. Puis on fait quelques points de suture.

Le 28, on tue le lapin, qui était alors très-bien remis, et on pratique l'autopsie.

La plaie superficielle et la plaie profonde étaient parfaitement réunies; nous ne trouvâmes ni infiltration sanguine ni ecchymose. En arrivant à l'os, nous vîmes le tissu médullaire gonflé faire saillie par l'orifice du trou de trépanation; les muscles étaient un peu indurés aux environs. Il n'y avait aucun épanchement du genou, pas traces d'inflammation synoviale, et l'ostéomyélite très-limitée était restreinte au voisinage de la perforation.

Nous souvenant alors de ce qu'Ollier dit de la difficulté que l'on a à développer une ostéomyélite intense chez le lapin et même le chien, nous variâmes ainsi notre expérience.

EXPÉRIENCE VIII.

Très-fort lapin gris.

Une double trépanation du fémur est faite au-dessus et au-dessous du tiers moyen; on introduit par l'un des orifices qui en résulte un fort fil d'argent que l'on cherche à faire ressortir par l'autre, mais en vain ; alors on l'isole en le coupant au ras du premier trou de l'os, et on le pousse entièrement dans sa cavité où on l'abandonne.

14-20 septembre 1871. Le lapin qui allait fort bien est tué le 20. Le genou sain ne renferme pas plus de liquide que celui du côté opposé. Il n'y a nulle part de trace d'épanchement sanguin ni d'ostéomyélite intense ; les deux orifices artificiels de l'os sont bouchés par un tissu qui se confond avec le périoste refermé. Quant à l'os, il présente une fissure longitudinale passant par un des trous qu'on y a pratiqués ; il est encore très-solide ; on le brise et à l'intérieur on trouve le fil d'argent absolument intact. Tout autour la moelle l'enveloppe ; elle est fort rouge, mais ne suppure en aucun point ; les épiphyses même ont conservé leur coloration. Au microscope, la moelle, comparée avec celle du côté opposé, permet d'apercevoir une diminution des éléments adipeux et surtout une multiplication de noyaux, ainsi que la production d'un grand nombre de petites cellules (médullocelles) qui donnent au tissu médullaire l'aspect embryonnaire. Les cellules embryonnaires se rencontrent en très-notable proportion ; elles sont mêlées à beaucoup de globules sanguins. Au milieu de ces éléments rampent quelques vaisseaux de nouvelle formation limités par des corps fusiformes. Nulle part on ne trouve trace de pus.

L'ostéomyélite, ainsi développée, étant donc trop peu intense encore, nous la provoquâmes de la façon suivante.

Expérience IX.

Le 26 septembre 1871, on trépane le fémur d'un lapin ; on étanche le sang qui s'en écoule, puis on introduit à quatre ou cinq reprises différentes, de haut en bas, dans le canal de l'os, un stylet que chaque fois on fait rougir à blanc.

Le 1er octobre, on tue l'animal.

La plaie de la peau suppure; les muscles sont réunis. Le trou de la diaphyse est bouché par un bourgeon d'apparence fibroïde; la moelle, très-injectée, ne suppure pourtant pas; elle renferme une très-petite escarre entourée d'un noyau comme fibreux. Le genou correspondant est parfaitement sain.

Ces expériences suffisent pour démontrer l'extrême rareté de la complication articulaire dans l'ostéomyélite, rareté qui devient plus frappante encore si on la compare à la constance avec laquelle apparaît l'hydarthrose quand chez les mêmes animaux on vient à fracturer le fémur.

Et comment en serait-il autrement? Que l'on accorde l'influence de la circulation de la moelle osseuse sur les phénomènes de sécrétion synoviale du genou, il n'en est pas moins vrai qu'une part minime seulement des humeurs de cette articulation rentre dans la circulation générale par cette voie détournée. Les veines articulaires supérieures, moyennes, inférieures, ramènent toutes directement à la veine fémorale le sang de la synoviale, et l'arrêt de la circulation arthro-épiphysaire n'aurait d'autre effet que d'augmenter un peu la tension sanguine et la rapidité du cours du sang dans ces vaisseaux nombreux et volumineux. J'exclus ici le cas où la veine fémorale elle-même serait le siége d'une thrombose, cas aussi facile à constater par l'œdème énorme qui s'emparerait du membre, que rare puisque nous n'en n'avons pas vu un exemple.

M. Alison, néanmoins, veut que cet arrêt momentané du cours du sang dans quelques veinules soit suffisant pour déterminer l'épanchement dans tous les cas, et explique par le rétablissement des connexions vasculaires entre les deux fragments, la disparition du liquide qui serait résorbé du cinquième au quinzième jour, au moment de la production du cal. Mais pourquoi, si tels sont les faits chez l'enfant, l'adulte, chez qui les phénomènes de réparation de l'os sont presque aussi rapides, voit-il l'épanchement persister des semaines et des mois? Comment, du reste, expliquer ce rétablissement de la circulation osseuse alors qu'il est manifeste que le cal est, au contraire, un obstacle au retour du sang veineux du membre?

En présence de ces objections, s'il ne faut pas refuser toute efficacité à la cause invoquée par M. Alison, il convient de restreindre beaucoup l'importance qu'il lui attribue et de passer à l'examen d'un autre ordre de phénomènes, mis d'abord en lumière par M. le professeur Gosselin.

Dans la leçon clinique que nous avons rappelée au commencement de ce travail, M. Gosselin attribuait à l'épanchement sanguin qui accompagne la fracture la production de l'hydarthrose.

«Sur un malade qui avait succombé peu d'heures après une «fracture de la partie moyenne du fémur, nous avons constaté «une infiltration sanguine comme gélatiniforme qui, occupant «l'épaisseur des muscles, leurs interstices et jusqu'aux couches «qui environnent le périoste, arrivait jusqu'au niveau du cul-de-«sac supérieur de la synoviale vers sa partie interne. L'articu-«lation elle-même était distendue par un épanchement qui, sans «être franchement sanguin ni franchement synovial, participait «à la nature de l'un et l'autre liquide, et rentrait dans cette «classe d'humeurs que nous caractérisons par le mot de liquides «séro-sanguins.

«J'émis alors l'opinion que l'épanchement du genou pouvait «bien être produit par la transsudation à travers le cul-de-sac «de la synoviale, dont vous connaissez la minceur extrême à ce «niveau, d'une partie du sérum provenant du sang à moitié coa-«gulé qui constituait cette infiltration gélatiniforme» (Obs. V).

Or, nous trouvons la confirmation de cette idée non-seulement dans l'exclusion des autres théories pathogéniques, mais dans nos observations et nos expériences.

Deux autopsies nous ont permis de rechercher cette année l'état du genou dans les fractures de cuisse. L'une de ces fractures avait précédé la mort du malade de six heures (Obs. V), et ne s'accompagnait pas d'épanchement articulaire, aussi avons-nous trouvé un épanchement sanguin qui n'atteignait pas le cul-de-sac supérieur. Et cette preuve négative en vaut une autre, puisque c'est le seul cas où nous n'ayons pas constaté de complication articulaire à la suite d'une fracture du fémur.

L'autre cas (Obs. XIX) était un exemple d'épanchement très-manifeste; nous constatâmes aussi l'infiltration sanguine gélatiniforme qui atteignait le cul-de-sac synovial et l'entourait dans toute son étendue.

Ces deux autopsies qui ont une valeur considérable, nous ont amené à poser les conséquences suivantes : si la théorie de M. le professeur Gosselin est exacte, une fracture qui n'entraîne pas d'épanchement sanguin, comme les fractures sans déplacement, sans rupture du périoste, ne doit produire aucune collection dans le genou. De plus un épanchement sanguin survenant dans des conditions analogues à celles qui règlent la marche de l'épanchement sanguin consécutif aux fractures du fémur doit s'accompagner d'hydarthrose.

Nous avons donc cherché d'abord à produire des fractures incomplètes ou sans rupture du périoste ; voici les expériences où nous avons pu y arriver.

Expérience X.

Lapin de grande taille.

Le 14 septembre 1871, on incise la peau, on sépare les muscles pour arriver sur le fémur que l'on trépane en deux endroits ; puis entre ces deux points on détruit la moelle avec un stylet et on en expulse les débris par des injections alternativement poussées dans l'un et l'autre trou. Pendant cette opération on entend un craquement qui indique que le fémur vient de se fracturer ; néanmoins l'animal souffre peu et se sert de sa cuisse.

Autopsie le 20 à midi. L'épanchement sanguin est encore notable, mais il n'arrive pas jusqu'au cul-de-sac supérieur de la synoviale ; celle-ci ne renferme que peu de liquide, dont l'aspect est absolument normal.

Le fémur présente une fracture longitudinale ou du moins très-oblique passant par les deux trous qu'a produits l'opération. Le périoste maintient exactement les fragments en rapport; il présente une infiltration sanguine générale et quelques ecchymoses.

Expérience XI.

Lapin.

Le 12 septembre 1871, on essaye de fracturer longitudinalement le fémur avec la gouge et le maillet: l'os cède et on sent une fente à peu près parallèle à l'axe de l'os où l'ongle peut s'introduire.

Autopsie le 18 septembre. La plaie superficielle suppure; celle des couches profondes est tellement réunie qu'on n'en peut trouver la trace. Les muscles sont encore assez infiltrés de sang, mais cette infiltration est limitée et va à peine jusqu'à la partie supérieure du cul-de-sac rotulien.

L'os présente une fracture allant de la partie inféro-externe à la supéro-interne; le fragment supérieur et l'inférieur sont exactement tenus en rapport par le périoste induré et cartilagineux par places, on ne les sépare qu'avec la plus grande difficulté; l'inférieur remonte jusqu'au trochanter, le supérieur descend à 1 centimètre de la surface articulaire du genou.

Celui-ci paraît au premier abord renfermer un peu plus de liquide que de coutume; en examinant avec attention et comparativement les deux genoux, on doit rester dans le doute sur ce point.

Expérience XII.

Lapin de grande taille.

Le 21 septembre 1871, on lui fracture incomplétement le fémur avec une pince coupante. Il y a un écoulement sanguin modéré.

Le 28 septembre, on le tue.

Il y a réunion de la plaie profonde seulement : on trouve une infiltration très-étendue des couches musculaires, mais elle ne va pas jusqu'au cul-de-sac supérieur de la synoviale. Au-dessous l'os est fracturé avec engrènement des fragments et conservation de presque tout le périoste qui est induré et comme cartilagineux par places.

La cavité synoviale du genou renferme un peu plus de liquide qu'à l'état normal, et ce liquide est légèrement rosé.

Voici donc trois observations de fractures dans lesquelles, par suite d'une section incomplète de l'os ou d'une conservation presque totale du périoste, l'épanchement sanguin a dû être très-peu abondant faute de déplacement des fragments. Or, dans ces trois exemples il n'y avait que peu ou point d'épanchement du genou, et d'autant moins que l'écartement des fragments, la solution de continuité du périoste, et partant l'infiltration sanguine étaient moins considérables.

Mais celle-ci suffit-elle pour produire et expliquer le gonflement du genou ? Il est évident que tous les épanchements sanguins de la cuisse ne peuvent entraîner cette complication : cherchons donc les conditions spéciales à l'infiltration consécutive aux fractures de la cuisse.

Après la rupture du fémur le sang est extravasé au-dessous et dans l'épaisseur même du triceps ; dès lors, dans sa marche, il est forcé de suivre les surfaces que la partie profonde du muscle oppose à sa migration vers la superficie du muscle ; il arrive dans ce tissu cellulaire lâche qui double la synoviale et ne se touvant plus bridé par le triceps, il s'y épanche en grande quantité. Il faut ajouter que la moelle, l'os et le périoste sont très-vasculaires, que les vaisseaux qui participent à leur solution de continuité, maintenus béants par les parois osseuses qui les environnent, laissent écouler une bien plus grande quantité de liquide que les vaisseaux contenus dans les autres tissus ; que l'épanchement a donc d'autant plus de chances d'amener une infiltration étendue qu'il est fort abondant et graduel. Or, ces conditions, on a une peine extrême à les reproduire artificiellement et pour preuve nous citons les deux expériences suivantes.

Expérience XIII.

Lapin de taille moyenne.

Le 21 septembre 1871, j'incise au moyen d'un long ténotome les muscles de la partie antérieure de la cuisse jusqu'à l'os.

Les jours suivants, la cuisse est fort douloureuse au point lésé.

Le 26 septembre, on fait une nouvelle section sous-cutanée semblable à la première.

Autopsie le 28. Presque toutes les incisions sont réunies : le triceps présente seulement entre deux portions de muscles rétractées un épanchement sanguin enkysté peu abondant.

Il n'y a aucun épanchement du genou.

Je recommençai cette expérience de la façon suivante :

Expérience XIV.

Lapin de grande taille.

Le 30 septembre 1871, je divisai par la méthode sous-cutanée la plus grande partie des muscles de la région antérieure et externe de la cuisse jusqu'à l'os. Je répétai deux fois cette opération et retournai à plusieurs reprises le ténotome dans la plaie en cherchant à y faire une cavité où le sang s'accumulât.

Autopsie le 5 octobre. Les muscles ne sont pas réunis ; entre les extrémités du vaste interne est une collection sanguine qui se continue dans les interstices et dans l'intérieur des muscles jusqu'au cul-de-sac supérieur de la synoviale.

Celle-ci renferme bien plus de liquide qu'à l'état normal et ce liquide est légèrement coloré.

Mais comment, dira-t-on, la sérosité sanguinolente peut-elle traverser la synoviale et s'épancher dans le genou ? n'est-ce pas bien plutôt la compression que l'épanchement exerce sur les vaisseaux de la synoviale qui détermine un épanchement congestif de l'articulation? ou ne doit-on pas voir dans ce phénomène les simples résultats d'une inflammation de voisinage que provoque la présence du sang extravasé?

Nous n'éprouvons aucune difficulté à concevoir que le sérum renfermant en solution la matière colorante du sang puisse se diffuser dans la synoviale à travers une membrane aussi mince que celle qui tapisse son cul-de-sac supérieur. Nous voyons du reste une preuve de cette osmose du sérum vers la synovie dans la coloration rosée ou rouge de l'épanchement, coloration que nous avons toujours retrouvée dans nos autopsies et nos expériences, et qui est bien différente de la coloration citrine que M. Alison dit avoir remarquée dans de semblables cas.

Nous pouvions du reste essayer d'injecter lentement et en grande quantité sous le triceps des solutions de matières diverses que nous chercherions à retrouver ensuite dans la cavité du genou, pensant que la marche de ces épanchements artificiels serait peut-être la même que celle des épanchements sanguins. Nous le fîmes dans les circonstances suivantes.

EXPÉRIENCE XV.

Le 30 septembre 1871, à cinq heures du soir, j'injecte avec un trocart explorateur dans le tissu cellulaire qui environne le triceps d'un lapin 30 grammes environ d'une solution de ferrocyanure de potassium au dixième.

Le 1er octobre, à huit heures du matin, on répète cette opération.

L'animal est sacrifié à deux heures et demie du soir.

Il existe une infiltration œdémateuse tout autour du fémur; l'endroit seul où a été poussée la deuxième injection bleuit, et faiblement encore, par l'addition de perchlorure de fer.

Le genou est le siége d'un épanchement très-abondant et

7

coloré en rouge; ni la synovie, néanmoins, ni les cartilages, ni la synoviale ne bleuissent par le réactif.

Le sérum du sang ne se colore pas.

L'humeur aqueuse, l'urine renferment des quantités notables du sel injecté.

On le voit, l'injection avait produit un épanchement du genou; nous attribuâmes alors à l'élimination si rapide du ferrocyanure l'impossibilité où nous fûmes de le retrouver dans cet épanchement et nous variâmes l'expérience de la façon suivante.

Expériences XVI et XVII.

Sur deux forts lapins, le 4 octobre, à six heures du soir, nous injections au-dessous du triceps 10 à 20 grammes de solution ammoniacale de carmin.

Cette opération est répétée le 5 octobre 1871 à huit heures du matin.

On tue les deux lapins à onze heures.

Chez les deux la première injection ne se révèle que par une coloration foncée des fibres du triceps; la deuxième, au contraire, est encore en partie renfermée dans une vaste cavité qui vient aboutir au voisinage des culs-de-sac synoviaux.

La synoviale tout entière est colorée en rouge carmin intense; il en est de même des cartilages des condyles et surtout de la partie qui correspond au cul-de-sac supérieur de la synoviale. Les vaisseaux qui en partent sont fortement teints en rouge.

La synovie est épanchée en grande quantité, mais n'est que fort peu colorée en rouge.

Ces dernières expériences concordent parfaitement avec les précédentes pour démontrer qu'un épanchement arrivant au niveau du cul-de-sac supérieur de la synoviale du genou détermine dans cette articulation un épanchement de voisinage ; il est même probable qu'une partie des matériaux que renferme l'épanchement péri-articulaire pénètre par dialyse dans l'épanchement intra-articulaire.

Il ne faudrait pourtant pas croire que celui-ci soit uniquement formé par la transsudation du liquide à travers la synoviale, si mince qu'elle puisse être. Il est plus conforme aux faits généralement observés d'admettre que l'épanchement péri-articulaire détermine par sa présence une congestion, peut-être même une inflammation modérée de la synoviale : ce processus lui-même aurait dès lors sa part dans la production de l'épanchement.

En combattant l'idée de l'inflammation primitive de la synoviale, en substituant même le plus souvent le mot d'épanchement à celui d'arthrite, nous avons voulu surtout insister sur ce fait qu'il n'y a point là d'arthrite de voisinage analogue à celle qui accompagne les fractures articulaires ; quelle que soit la cause de l'épanchement, il reste le fait capital qui caractérise l'arthropathie des fractures de cuisse ; les autres phénomènes symptomatiques peuvent faire défaut, l'épanchement est constant et l'arthrite qu'il accompagne ne se révèle guère que par les phénomènes ultérieurs, les lésions persistantes telles que la raideur et la gêne permanente des fonctions.

Ce sont ces accidents consécutifs surtout qui démontrent l'existence d'une inflammation subaiguë ou plutôt chronique qui, sans eux, aurait passé inconnue. En revenant, en effet, aux notions de symptomatologie que nous avons tirées de nos observations, nous voyons que, non-seulement les phénomènes généraux, mais les phénomènes locaux de l'inflammation, chaleur, rougeur, souvent la douleur elle-même, manquent à l'arthropathie du genou.

Mais de même que la présence d'adhérences pleurales révèle toujours un état phlegmasique antérieur de la plèvre, la raideur du genou prouve qu'il a été le siége d'une arthrite. Ainsi l'arthrite du genou, dont nous venons d'étudier l'histoire, est le phénomène prédominant d'une affection qui persiste même après la résorption du liquide et peut, comme notre dernière observation le prouve, devenir le point de départ de lésions permanentes.

Nous n'en insistons pas moins sur la connexion qui unit la production de cet épanchement à l'existence d'une suffusion sanguine dans le tissu sous-tricipital.

Et en terminant nous voulons faire observer à l'appui de notre hypothèse que cette théorie pathogénique explique à merveille :

1° L'apparition d'autant plus hâtive de la tuméfaction du genou, que la fracture en est plus rapprochée;

2° L'abondance de cet épanchement qui, nos observations nous l'apprennent, est liée au degré de la contusion des parties molles et du déplacement des fragments.

IX

Nous achevons ce travail en posant les conclusions suivantes que nous croyons avoir justifiées par nos observations et notre critique :

I. Toute fracture de la diaphyse du fémur, du trochanter ou du col hors de la capsule s'accompagne, si elle est complète, d'un épanchement dans l'articulation du genou.

II. Cet épanchement apparaît d'autant plus tôt et en plus grande abondance que la fracture est située plus près du genou, que les lésions traumatiques sont plus étendues et plus intenses et surtout que le sujet est plus jeune.

III. L'épanchement disparaît en général plus tôt chez les adolescents que chez les adultes ou les vieillards. Chez les premiers il laisse une trop grande laxité de l'articulation ; chez les seconds et les troisièmes il contribue à produire la raideur articulaire consécutive, en laissant à sa suite des lésions analogues à celles qu'entraînent les arthrites subaiguës et chroniques.

IV. Au point de vue de l'épanchement et des altérations dont il peut s'accompagner, il faut préférer les appareils à demi-flexion et tractions continues (Hennequin), le double plan incliné et la gouttière au bandage de Scultet et aux appareils inamovibles.

V. Cet épanchement résulte, indépendamment peut-être d'un certain degré de gêne de la circulation en retour dans la synoviale, gêne causée par la rupture des vaisseaux du périoste de l'os et de la moelle; indépendamment aussi d'une arthrite dont l'existence est démontrée par les suites qu'elle laisse, « cet épan-« chement résulte avant tout de *la transsudation à travers le* « *cul-de-sac de la synoviale d'une partie du sérum provenant du* « *sang à moitié coagulé qui constitue l'infiltration sanguine géla-* « *tiniforme autour de la fracture.* » (Gosselin.)

TABLE DES MATIÈRES.

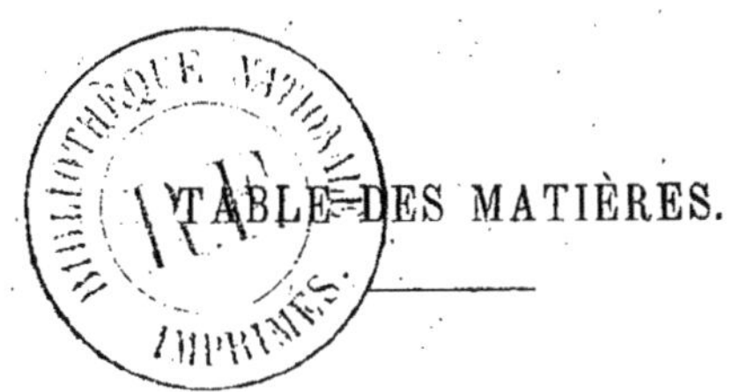

www.ingramcontent.com/pod-product-compliance
Ingram Content Group UK Ltd.
Pitfield, Milton Keynes, MK11 3LW, UK
UKHW022037170726
13837UKWH00002B/653